瑜伽文库
YOGA LIBRARY

"瑜伽文库"编委会

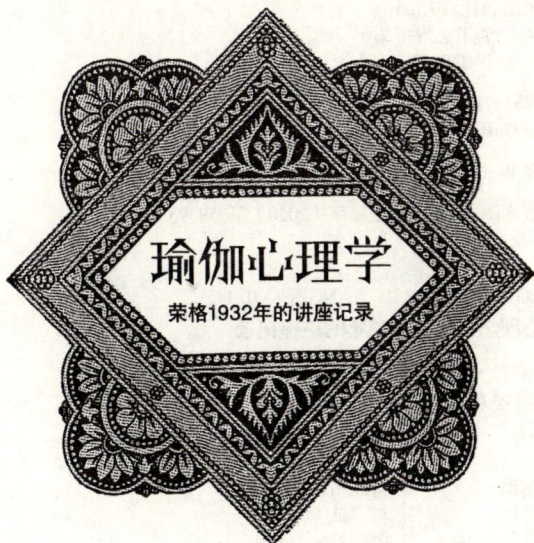

瑜伽心理学

荣格1932年的讲座记录

[英]索努·沙姆达萨尼　编

[瑞士]荣格　著

张译丹　译

四川人民出版社

图书在版编目（CIP）数据

瑜伽心理学：荣格1932年的讲座记录 / (英) 索努·沙姆达萨尼编；(瑞士) 荣格著；张译丹译. -- 成都：四川人民出版社，2020.6
（瑜伽文库/王志成主编）
ISBN 978-7-220-11843-2

Ⅰ.①瑜… Ⅱ.①索… ②荣… ③张… Ⅲ.①荣格(Jung, Carl Gustav 1875-1961)—分析心理学—应用—瑜伽—研究 Ⅳ.①B84-065②R161.1

中国版本图书馆CIP数据核字（2020）第059393号

YUJIA XINLIXUE
RONGGE 1932NIAN DE JIANGZUO JILU

瑜伽心理学：荣格1932年的讲座记录

[英]索努·沙姆达萨尼　编
[瑞士]荣格　著
张译丹　译

责任编辑	蒋东雪　蒋科兰
封面设计	肖　洁
版式设计	戴雨虹
特约校对	蓝　海
责任印制	王　俊
出版发行	四川人民出版社（成都槐树街2号）
网　址	http://www.scpph.com
E-mail	scrmcbs@sina.com
新浪微博	@四川人民出版社
微信公众号	四川人民出版社
发行部业务电话	（028）86259624　86259453
防盗版举报电话	（028）86259624
照　排	四川胜翔数码印务设计有限公司
印　刷	成都东江印务有限公司
成品尺寸	130mm×185mm
印　张	8.875
字　数	162千
版　次	2020年6月第1版
印　次	2020年6月第1次印刷
书　号	ISBN 978-7-220-11843-2
定　价	46.00元

"瑜伽文库"总序

　　古人云：观乎天文，以察时变；观乎人文，以化成天下。人之为人，其要旨皆在契入此间天人之化机，助成参赞化育之奇功。在恒道中悟变道，在变道中参常则，"人"与"天"相资为用，相机而行。时时损益且鼎革之。此存"文化"演变之大义。

　　中华文明源远流长，含摄深广，在悠悠之历史长河，不断摄入其他文明的诸多资源，并将其融会贯通，从而返本开新、发阔扬光，所有异质元素，俱成为中华文明不可分割的组成部分。古有印度佛教文明的传入，并实现了中国化，成为华夏文明整体的一个有机部分。近代以降，西学东渐，一俟传入，也同样融筑为我们文明的固有部分，唯其过程尚在持续之中。尤其是20世纪初，马克思主义传入中国，并迅速实现中国化，推进了中国社会的巨大变革……

任何一种文化的传入，最基础的工作就是该文化的经典文本之传入。因为不同文化往往是基于不同的语言，故文本传入就意味着文本的翻译。没有文本之翻译，文化的传入就难以为继，无法真正兑现为精神之力。佛教在中国的扎根，需要很多因缘，而前后持续近千年的佛经翻译具有特别重要的意义。没有佛经的翻译，佛教在中国的传播就几乎不可想象。

随着中国经济、文化之发展，随着中国全面参与到人类共同体之中，中国越来越需要了解更多的其他文化，需要一种与时俱进的文化心量与文化态度，这种态度必含有一种开放的历史态度、现实态度和面向未来的态度。

人们曾注意到，在公元前8世纪至前2世纪，在地球不同区域都出现过人类智慧大爆发，这一时期通常被称为"轴心时代"。这一时期所形成的文明影响了之后人类社会2000余年，并继续影响着我们生活的方方面面。随着人文主义、新技术的发展，随着全球化的推进，人们开始意识到我们正进入"第二轴心时代"（the Second Axial Age）。但对于我们是否已经完全进入一个新的时代，学者们持有不同的意见。英国著名思想家凯伦·阿姆斯特朗（Karen Armstrong）认为，我们正进入第二轴心时代，但我们还没有形成第二轴心时代的价值观，我们还需要依赖第一轴心时代之精神遗产。全球化给我们带来诸多便利，但也带来很多矛盾和张力，甚至冲突。这些冲突一时难以化解，故此，我们还需要继续消化轴心时代的精神财富。在这一意义上，我们需要在新的处境下重新审视轴心文明丰富的精神遗产。此一行动，必是富有意义的，也是刻不容缓的。

在这一崭新的背景之下，我们从一个中国人的角度理解到：第一，中国古典时期的轴心文明，是地球上曾经出现的全球范围的轴心文明的一个有机组成部分；第二，历史上的轴心文明相对独立，缺乏彼此的互动与交融；第三，在全球化视域下不同文明之间的彼此互动与融合必会加强和加深；第四，第二轴心时代文明不可能凭空出现，而必具备历史之继承和发展性，并在诸文明的互动和交融中发生质的突破和提升。这种提升之结果，很可能就构成了第二轴心时代文明之重要资源与有机部分。

简言之，由于我们尚处在第二轴心文明的萌发期和创造期，一切都还显得幽暗和不确定。从中国人的角度看，我们可以来一次更大的觉醒，主动地为新文明的发展提供自己的劳作，贡献自己的理解。考虑到我们自身的特点，我们认为，极有必要继续引进和吸收印度正统的瑜伽文化和吠檀多典籍，并努力在引进的基础上，与中国固有的传统文化，甚至与尚在涌动之中的当下文化彼此互勘、参照和接轨，努力让印度的古老文化可以服务于中国当代的新文化建设，并最终可以服务于人类第二轴心时代文明之发展，此所谓"同归而殊途，一致而百虑"。基于这样朴素的认识，我们希望在这些方面做一些翻译、注释和研究工作，出版瑜伽文化和吠檀多典籍就是其中的一部分。这就是我们组织出版这套"瑜伽文库"的初衷。

由于我们经验不足，只能在实践中不断累积行动智慧，以慢慢推进这项工作。所以，我们希望得到社会各界和各方朋友的支持，并期待与各界朋友有不同形式的合作与互动。

"瑜伽文库"编委会

2013年5月

译者序

九年前，我喜欢上了瑜伽，不仅仅是作为健身方式的瑜伽，更是作为生命哲学的瑜伽。我开始如饥似渴地阅读各种关于瑜伽哲学、印度哲学的书籍，也因此知道了浙江大学的王志成教授。那时，在国内还是一种非主流文化现象的瑜伽，却被王教授真正地做成了学术研究。还记得我忐忑地给王教授发了邮件，我告诉他我想翻译《蛇力》（*The Serpent Power*）这本书，可王教授却推荐给我这本荣格的《瑜伽心理学》。虽然那时王教授并不了解我，但这个建议却意外地更适合我。一是因为在阅读和翻译这本书的过程中，多次参考《蛇力》，才明白真正的印度哲学之精深，它包含了很多"隐秘"的知识，那时的我如果直接着手《蛇力》恐怕是没有能力理解并翻译的。二是我不久后就赴德学习，有机会了解荣格的生活背景，学习了德语，翻译此书刚好在能力范围之内。三是我后来的研究兴趣和课题也正好和这本书让东西方宗教文化碰撞交流的旨趣相契合。四是那时的我因为强烈的文化冲击，以及自身信仰和当地普遍信仰的冲突，产生心理退行，而书中荣格的观点也帮助我逐渐理解这一现象背后的原因。

　　总体而言，这本《瑜伽心理学》对没有系统受过印度宗教哲学文化教育的人非常适合。荣格凭着严谨的治学态度，将一个西方学者的卓越洞见用平实、详尽、开放的言语缓缓道来。早在他生活的那个年代，他就预言了我们现在以及人类未来的精神发展潜力和路径。书中的插图、编者索努·沙姆达萨尼的原注释以及文后的附录，都能帮助读者理解印度原文本之意义和荣格的心理学类比。而我也在索努·沙姆达萨尼的原注释基础上，加入了自己的注解，进一步方便读者对照查阅。总而言之，本书是宗教学、哲学、心理学、文化研究等学科的交叉所产生的前沿性成果。

　　本书中的昆达里尼瑜伽指其哲学体系中的七个脉轮理论，荣格将昆达里尼称为精神客观性。书中演讲的内容可以看作是荣格对印度神话的心理学意义解读，或是对东方文化的解构。解构并非否认，荣格在本书中，通过演讲和对话的形式，用精神分析和人格发展理论中的许多概念来阐述印度瑜伽哲学中的对应概念。他既看到了瑜伽理论中可有效解释和促进人格发展的部分，也提出了其对西方人的价值观不适配的观点。

　　在荣格看来，瑜伽脉轮理论体现了印度人的心理原型意象，从而总结了在这种文化土壤中人们的内在精神状态。作为全人类中的一部分，他们内在精神有一定普适性，但也有相当大的文化局限性。在荣格那个时代，西方正好掀起一股"东方热"。许多东方学者跑到印度等地汲取学术灵感，比如本书中的霍耶尔教授。这批学者翻译了诸多当地典籍，并在西方兴建东方智慧学校。瑜伽热当然也是其中之一。但荣格警觉地指出，东方智慧虽然迷人，但是许多西方人却因此产生精神分裂。西方人应该认识到，个体精神发展在不同文化背景滋养下的路径差异。正如荣格所说的："现下，太多的欧洲人喜于将东方的思想和方式不加检验地植入西方人的心智中。这既不利于我们的本身优势，也不利于理解东方文化的优势。"我在德国几年的生活观察和学术研究中，对这一点也愈加有深刻的体会。

这一启示其实不仅适用于彼时的西方，也适用于此时高度现代化的中国。近代以来，中国在精神文化领域不断吸收外来文化，除了西方哲学和宗教，也囊括了印度哲学、瑜伽，等等，本土文化似乎逐渐衰微或是被异化。尤其是近几年来，从西方传来的新时代运动（New Age Movement）也不知不觉地影响着国人的信仰。如今市面上出现林林总总的修行培训机构，虽没有宗教之名，却行着精神修炼、偶像崇拜之实。新时代运动在解放思想的同时，也带来一种反智的倾向。在这种观念引导下的修行，往往使得修行者不愿深入研究不同宗教文化经典，区分其不同的文化内核，而只片面追求感受和顿悟，希冀用最便捷的方式获得最艰深的知识和最高远的洞见。在不够深入了解各个精神锻炼传统的情况下，奉行东西文化大一统，完全忽视了不同文化背景下的个人心智与不同宗教修行的不适配性。就像附录中霍耶尔教授尖锐地指出的："当人们不够了解某事时，就会有将其过度简化的倾向。而那些最喜欢简化世界的人们，就是世界上最大的混乱制造者。心理和精神的领域绝无简单之事。"虽然荣格被称为新时代运动的先锋，但荣格促进东西方交流的工作是基于谨慎的和理性的比较，找出相互沟通的可能性，以及不可互通的差异点，而不是盲目简单地混淆、混乱，甚至去抹杀各自根本性的区别。在实际观察中，无论是在西方还是东方，如果没有一个总摄性的、完整独立的且一以贯之的实践纲领，信仰者往往容易陷入极大的精神痛苦，甚至产生精神错乱的现象。因此本书除了学术价值，也有现实意义。

在本书的翻译过程中，我得到了很多鼓励和帮助，尤其是王志成教授的精心指导，以及四川人民出版社何朝霞编辑、杜林旭编辑以及蒋科兰编辑为了该书版权和出版所做的工作。尤其想提到这本书有些部分是在父亲的病房里完成的，因此我更要深深地感谢我的父亲在病榻上对我的祝福和鼓励。我希望能借此书，让荣格这种审慎的研究精神、包容且具有创造性的智慧，也启发更多的学术人和修行人。

张译丹

德国科隆

2019年3月3日

·目录·

前　言

从1932年的10月3日到8日，印度学家威廉·霍耶尔在苏黎世的心理学协会分别用英语和德语呈现了六场演讲。这几场演讲的题目是"瑜伽，脉轮的意义"（"Der Yoga， im besondern die Bedeutung des Cakras"）。紧随这几场演讲，卡尔·古斯塔夫·荣格（C. G.Jung）也奉献了四场从心理学角度阐释昆达里尼瑜伽的讲座。

10月12日、19日和26日霍耶尔和荣格的英语演讲，以及11月2日荣格的德语演讲［由卡利·F.贝恩斯（Cary F. Baynes）翻译］内容是由玛丽·富特（Mary Foote）[1]根据其秘书艾米丽·科佩尔的速记笔记编辑，并且以《昆达里尼瑜伽：J. 威廉·霍耶尔博士的演讲以及卡尔·古斯塔夫·荣格博士的心理学评注的记录》（*The Kundalini Yoga: Notes on the Lecture Given by Prof. Dr. J. W. Hauer with Psychological Commentary by Dr. C. G. Jung*）的题目用油印机印刷的形式私自出版发行。在该书的论述性前言中，富特注意到霍耶尔和荣格都对原文本进行过修正。

由琳达·菲尔兹（Linda Fierz）和托尼·沃尔夫（Toni Wolff）编辑的题为《J.威廉·霍耶尔博士在十月三号至八号演讲的报告》（*Bericht über das Lecture von Prof. Dr. J. W. Hauer, 3–8 October*）（苏黎世，1933）的德文版本在书脊处标注的书名是《密宗瑜伽》（*Tantra Yoga*），而这个书名所指内容与英文版本的内容有所出入。该书除了荣格的英文演讲的德文翻译版本之外，还包括了霍耶尔的德语演讲，对托尼·沃尔夫在1932年3月19日[2]在心理学协会的所作的题为《歌德的密宗象征》演讲进行的解释，以及对荣格在1932年10月7日所作的名为《密宗象征符号的西方对应类比》（"Westliche Parallelen zu den Tantriischen Symbolen"）演讲的解释。

荣格的演讲内容在删减以后以无注解的形式被刊登在《泉：原型心理和荣格心理学派思想年刊》（*Spring: An Annual of Archetypal Psychology and Jungian Thought*）上（1975年和1976年）。

目前无删减版本的根据是玛丽·富特的第一版文本。霍耶尔的演讲内容除了他最后一场英文演讲以外都没有再进行印制。而荣格参加了霍耶尔的最后一场英文演讲，作为自己讲座的过渡。这场演讲显示了霍耶尔和荣格各自研究方法之间的联系。霍耶尔的阐述涉及荣格的演讲之处，其参考或指涉的文本内容会以注脚的形式标注。

　　此外，在菲尔兹和沃尔夫的德文版本中荣格对于霍耶尔德文演讲内容的评论和荣格1930年所作的名为"印度类比"（"Indian Parallels"）演讲的摘要被收录进奥尔加·冯·科林西-法克斯菲尔德版本的《关于荣格在1930年10月6日至11日在曲斯纳赫特-苏黎世的德语研讨课的报告》（*Olga von Koenig-Fachsenfeld's edition, Bericht über das Deutsche Seminar von C. G. Jung, 6–11. Oktober 1930 in Küsnacht–Zürich*）（斯图加特，1931）中，已经分别由凯瑟琳娜·罗伍德（Katherina Rowold）和麦克·马乔（Michael Müchow）重新翻译，并且还附加了约翰·伍德罗夫爵士（Sir John Woodroffe）对《六脉轮宝鬘》（*Sat-cakra-nirupana*）的译文，其梵文文本是霍耶尔和荣格的评论主题。该译文是从伍德罗夫的著作《蛇力》（*The Serpent Power*）的第十五版引用的，同时也引用了脉轮的插图和阐述。出于版面的限制，他所注的含义丰富的解释性笔记没有被囊括其中。

　　在编辑演讲稿的过程中，对于语言的整理已经在停顿、拼读和语法的改变上尽量控制在最小的范围。《泉》期刊的版本在这方面提供了一定辅助作用。除了个别例外，大部分的梵文术语拼写方式沿袭了富特的版本。在《六脉轮宝鬘》以及其他一些来自引用文本的术语拼写则保持了其最初的形式。

　　　　　　索努·沙姆达萨尼（Sonu Shamdasani）

注　释：

【1】　关于玛丽·富特的信息，请参阅爱德华·福特的论文，《谁是玛丽·富特》（Who was Mary Foote），《泉：原型心理和荣格心理学派思想年刊》（Spring: An Annual of Archetypal Psychology and Jungian Thought）（1974），第256–268页。

【2】　她的演讲包含了通过用昆达利尼瑜伽的象征符号解读歌德作品的内容，全文收录在她的著作《研究卡尔·古斯塔夫·荣格心理学》（Studien zu C. G. Jungs Psychologie）（苏黎世，1981），第285–318页。

致　谢

　　我想对乌利齐·霍尔尼（Ulrich Hoerni）和彼得·荣格（Peter Jung）为这次研讨会所做的大量准备工作致以谢意，尤其是要感谢乌利齐给予我的许多建设性建议和他对这个手稿的评论；感谢弗朗茨·荣格（Franz Jung）允让我使用其父亲的图书馆，并且在图书馆内帮我查找书目所在的地点；感谢C. A. 迈耶尔（C. A. Meier）和塔德乌什·赖希施泰因（Tadeus Reichstein）与我分享他们的记忆和会议记录。感谢比特·格劳斯（Beat Glaus）提供我在与荣格在信件咨询上的帮助；感谢埃里克·唐纳（Eric Donner）、麦克·马乔和凯瑟琳娜·罗伍德提供的翻译支持；感谢娜塔莉·拜伦（Natalie Baron）在转录方面提供的协助；感谢安东尼·斯塔德伦（Anthony Stadlen）提供约翰·莱亚德（John Layard）的一封信件的副本；感谢恩斯特·法尔兹德尔（Ernst Falzeder）和安德烈·哈纳尔（Andre Haynal）邀请我参加在日内瓦大学精神病学系举办的演讲，这使得我有机会在瑞士开展研究工作；感谢大卫·霍尔特（David Holt）将荣格的德文研讨会和在瑞士联邦理工大学（Eidgenossische Technische Hochschule）的演讲记录文稿作为礼物赠予我；感谢威廉·麦奎尔对此手稿所作的评论；感谢玛丽·富特所作的在转录和编辑荣格英文研讨会上发言的珍贵工作。最后，我想感谢荣格继承人协会允许我查阅并引用其未出版的手稿以及他与威廉·霍耶尔和苏兰德拉纳恩·达斯古普塔（Surendranath Dasgupta）之间的通信。

索努·沙姆达萨尼

研讨会成员

以下人员名单是在原始影印版本的文稿中出现过的名字以及已知的一些研讨会出席人员。在原始文本中只给出了姓氏。而以下名单则标注出了全名已经尽可能搜集到其居住国所在地。实际上参与研讨会人员的数量远远在此名单所列名目之上。该名单中众多人员的生平细节已经在最近由保罗·毕肖普（Paul Bishop）[1]采集整理完毕。

弗里茨·阿勒曼先生（瑞士）Allemann，Mr. Fritz

贝尔沃德夫人 Bailward，Mrs.

汉斯·鲍曼先生（瑞士）Baumann，Mr. Hans

卡尔弗·巴克尔博士（英国）Barker，Dr. Culver

卡利·F. 贝恩斯（美国）Baynes，Mrs. Cary F.

埃莉诺·伯汀娜博士（美国）Bertine，Dr. Eleanor

爱丽丝·刘易生·克罗雷夫人（美国）Crowley，Mrs. Alice Lewisohn

斯坦利·W.戴尔先生（美国）Dell, Mr. Stanley W.

迪博尔德夫人 Diebold, Mrs.

琳达·弗里茨夫人（瑞士）Fierz, Mrs. Linda

玛丽·富特（美国）Foote, Mary

芭芭拉·汉娜小姐（英国）Hannah, Miss Barbara

沃尔夫冈·克瑞菲尔德博士 Kranefeldt, Dr. Wolfgang

罗丝·梅里西夫人 Mehlich, Mrs. Rose

C. A. 迈耶尔博士（瑞士）Meier, Dr. C. A.

塔德乌什·赖希斯泰因博士（瑞士）Reichstein, Dr. Tadeus

卡洛·费歇尔·索伊儿夫人（英国/瑞士）Sawyer, Mrs. Carol Fisher

海伦·肖博士（英国/澳大利亚）Shaw, Dr. Helen

玛莎·伯丁豪斯·辛格夫人（瑞士）Sigg, Mrs. Martha Böddinghaus

弗里德里希·斯皮尔伯格博士（德国）Spiegelberg, Dr. Friederich

斯皮尔伯格夫人（德国）Spiegelberg, Mrs.

蒂勒小姐 Thiele, Miss

汉斯·特吕布博士（瑞士）Trüb, Dr. Hans

安东尼奥·沃尔夫小姐（瑞士）Wolff, Miss Antonia

注 释:

【1】 参阅保罗·毕肖普:《关于查拉图斯特拉的荣格研讨会成员》(The Members of Jung's Seminar on Zarathustra),《泉:原型和文化学刊》第56期(Spring: A Journal of Archetype and Culture 56)(1994)。

荣格的东方之旅

1930年1月26日①，在印度的聚会总是以这样宣誓开始：

> 我们相信这是印度人民和全世界人民一样享有不可被剥夺的权力，这个权力即享有自由，享受由自我劳作带来的成果和生活必需品，如此人们才可以有充分发展的机会。我们也相信，如果任何政府剥夺并压制人民享有这些权力，那人民则更进一步地有改变甚至推翻其政权的权力。在印度的英国政府不仅仅剥夺印度人民的自由，并且将其政权建立在剥削大众，摧毁印度经济、政治、文化和精神的基础之上。我们还相信，印度必须切断她与英国的联系，取得高度自治（Purna Swaraj）或完全独立。[1]

---

① 印度独立日。——译者注

国内已经正式宣布了采取和平抵抗政策，甘地开始他的"食盐长征"（salt march），而尼赫鲁则被监禁了。

慕尼黑，5月30日，在其已故同事——汉学家理查德·威廉的追悼仪式上，荣格重述了这些戏剧化事件：

如果我们观察东方会发现：一种无法抗拒的命运势能充满其发展历程……我们在政治上征服了东方。你知道当罗马在政治上征服近东时发生了什么吗？东方的思想进入了罗马。太阳神成为罗马战神……很难想象这样的事在当今也发生着，我们是否正像开化的罗马人一样盲目地惊异于基督教的迷信呢？……我知道我们的无意识中被塞满了东方象征/符号（symbolism）。东方精神确实是"安迪波塔"（ante portas）式的……我认为威廉和印度学家霍耶尔受邀在今年的德国精神治疗医师代表大会作关于瑜伽的演讲是这个时代发出的一个极为重要的信号。[2]这一事实意味着，当执业医师需要直接应对痛苦的和敏感脆弱的病患时，他/她的治疗手段可以与东方的治疗体系相结合。[3]

这一宏大的类比包含了荣格所观察到的东方思想对西方心理学所施加的划时代的在政治和文化上的重大影响，并且也为他与昆达里尼瑜伽结缘搭建了平台。

20世纪60年代，荣格在"新时代运动"（New Age）中被视为精神导师（guru）。这不是由于他在促进该领域研究、帮助传播相关思想、提供现代心理学对东方思想的解释工作方面所扮演的角色。在前往东方的探索者当中，他被视为一个先锋。与此同时，荣格的这些个人兴趣以及其理论在反主流文化思潮中被借用的情况，被许多人当作其神秘蒙昧主义心理学的确证。

瑜伽与新心理学

精神分析学的兴起与瑜伽文本的翻译、瑜伽在西方的广泛散布在时间上是同步的。[4]它们共同的特点是有话题性、外来的、新鲜的。初来乍到的精神导师和瑜伽士们与精神治疗医师竞争，以争取一些在西方哲学、宗教和药品之外的指导和建议权。尽管我们并不期望去比较这两者（至少对于目前潜在的客户而言），但已有许多专著在试图对比东西方思想的差异性。[5]新精神分析的出现，预示着一个全新并且充满前景的比较标准的形成，因为精神分析正试图将自身从乏味的传统西方思想的桎梏中解放出来，从而去建立一种基于变化的、有潜力的治疗手段和内在经验图式。这种类似的将"理论"与"实际"结合的趋向将在瑜伽文本与西方思想结合的独立发展模式中得到具体体现。此外，原先为心理治疗机构所采用的运作方式，也在社会结构上适应于瑜伽的特性。至此，一种全新的比较心理学得到了发展的机会。

早在1912年，在《力比多的转化和象征》（*Transformation*

and Symbols of the Libido）一书中，荣格提供了对《奥义书》和《梨俱吠陀》中段落的心理学解释。[6] 尽管该书开启了精神分析实践与瑜伽修习比较的先河，而恐怕最早的详述两者间差异性比较的论著是温特（F. I. Winter）的《瑜伽体系与精神分析》（*The Yoga System and Psychoanalysis*）[7]。温特对比了弗洛伊德和荣格著作中的精神分析与帕坦伽利的《瑜伽经》。在荣格亲自着手这个课题前，他的作品就已经被他人与瑜伽经典文本进行了比照——同时，荣格开启的"新心理学道路"的尝试，在脱离国际精神分析协会的资助之后，必然会成为最能使东西方思想碰撞并产生丰硕成果的方式。

　　要说起荣格与东方思想交遇的缘起不得不提到赫尔曼·凯塞林伯爵和他在达姆城的智慧学校（School of Wisdom at Darmstadt），这两者给荣格的研究提供了一个学术环境。凯塞林在他饱受赞誉的作品《哲学家的旅行日志》（*The Travel Diary of a Philosopher*）中谈论了瑜伽。他声称新心理学实际上是在重述古代印度已知晓的奥秘："印度有着现存最深奥的智慧……我们（的科学研究）越深入，就越接近印度人的观点。心理学研究一步一步证实了古老的印度灵魂科学中的断言。"[8] 凯瑟琳研究方式的独特性在于他将瑜伽看作是一种优于西方任何一个心理学体系："印度人比其他任何人在完善、扩大和深化意识的训练方式上都做了更多的努力……瑜伽……似乎被赋予一个通向自我完善道路之法门的最高地位。"[9] 凯塞林关于东西方思维的特点描述在诸多方面与荣格的观点相似，例如他讲道："印度人将心理现象看作是根本的；这些现象对他们而言比物理现象更为真实。"【10】

1920年初，荣格在达姆城结识了汉学家理查德·威廉（Richard Wilhelm），并在1928年完成了他们关于中国炼丹术的合著《金花的秘密》（《太乙金华宗旨》），该书由威廉翻译成德文，再由荣格撰写心理学评论【11】，这个机会提供给荣格一个进行东西方心理学比较的途径。荣格（他并不通晓梵语）随后与海因里希·齐默（Heinrich Zimmer）、沃特·伊文斯-文茨（Walter Evans-Wentz）、铃木大拙（Daisetz Suzuki）及威廉·霍耶尔等东方思想研究领域的代表人物开展了类似的合作。【12】

对于瑜伽与精神分析学之间的比较研究，凯塞林的同事奥斯卡·施密茨（Oskar Schmitz）在献给前者的作品《精神分析与瑜伽》（*Psychoanalyse und Yoga*）【13】中进行了进一步的探讨。施密茨指出在精神分析的各流派中，不论是比起弗洛伊德还是阿德勒，荣格的理论都是最接近瑜伽的："荣格的精神分析体系第一次使得精神分析具有促进人类更高层次发展的可能…… 这不是瑜伽的方式，它也无意于成为其中的方式之一，但可能荣格体系就是如此。"【14】荣格对施密茨作品的回应显得模棱两可：

因为我认为精神分析和精神综合（Psychosynthesis）①
的方式可以同样看作是自我提升的途径，你将两者与瑜伽
的方式进行比较似乎是完全合理的。然而在我看来，我们
必须强调的是，这两者的关系仅仅是一种类比。现下，太
多的欧洲人喜于将东方的思想和方式不加检验地植入西方
人的心智中。这既不利于我们本身的优势，也不利于理解
东方文化的优势。在某个特定历史智性条件下萌发出来的
东方精神在根本上就不同于我们。【15】

密宗与昆达里尼瑜伽

在各个运动和健身中心，和有氧健身、减肥训练、按
摩等其他身体训练方式一样随处可见的瑜伽班，使得人们
很容易忘记瑜伽是一项古老的精神训练。

---

　　① 　精神综合的最基本的定义是指代个人成长过程的一个名称：每
个个体都能在更高的组织层次去调和或综合个人内在的各个方面。人类
趋向于更高次存在感的自然发展倾向在意识中逐渐突显，这种有意识使
得这个自然过程的发生有可能并且能够促进这个过程的发生。要配合这
条有目的的发展道路需要一个概念化的理解，一个框架，以及包含广袤
范围之中的实际技巧。精神综合将最适用的观念和方式整合到一个包容
的灵活的框架当中，协助并且促进了人类发展和融合的自发性努力。精
神综合理论相信每个人类个体有着相当大的未知的且未被开发的潜力，
并且我们内在都有着去接近这种潜能的力量。精神综合常被看作是个体
实际上拥有并且可在任何需要时展开并使用某种内在智慧的过程。而向
导的作用就是帮助人发现这种内在资源，支持这一过程，同时意识到所
发生的一切变化。——译者注

瑜伽含有两个在印度哲学和宗教中常见的概念——转世轮回和寻求从生、死、轮回中的解脱。莫西亚·伊利亚德（Mircea Eliade）明言道，瑜伽和数论派哲学关联之处在于，两者与其他印度学派思想形成鲜明对比，前两者认为"此大千世界真实不虚（并非幻象——然而对吠檀多学派来说该世界是不真实的）。然而，若世界是真实存在并且持续性的，那么原因则是出于'无明'"。[16]而瑜伽与众不同之处又是在于其具有实践性的本质。苏兰德拉纳恩·达斯古普塔（Surendranath Dasgupta）指出："瑜伽哲学本质上是实践性的，其目标主要包括使人获得解脱，合而为一（oneness），从而回归原初纯宇宙意识状态（普鲁沙，purusha）。"[17]对于瑜伽的定义和解释颇多且各异。伊利亚德论述说："从词源学上看，瑜伽（yoga）一词来自于梵语yuj，意为'捆束在一起'（to bind together）、'紧抓'（hold fast）、'上轭'（yoke）……瑜伽一词主要用于指代各种的苦修技巧和冥想方法。"[18]对费厄斯坦（Feuerstein）来说，"瑜伽是印度的一种特定传统，它包含了整理成文的、有体系的思想、态度、方法和技巧，旨在引起瑜伽修行者（yogin）的一系列转变，以及使知识在一个较为正式的环境中从一个上师到一个或多个弟子之间进行传递。"[19]瑜伽修习留下最早的可考踪迹可以追溯到公元前3000年。[20]主要的瑜伽学派有胜王瑜伽（Raja yoga）、哈达瑜伽（Hatha yoga）、智慧瑜伽（Jnana yoga）、虔信瑜伽（Bhakti yoga）、行动瑜伽

（Karma yoga）、曼陀罗瑜伽（Mantra yoga）、拉雅瑜伽
（Laya yoga）和昆达里尼瑜伽（Kundalini yoga）。为了更
好总结昆达里尼瑜伽的特点，考察密宗瑜伽发展的总体特
征是有必要的。

　　密宗的发展是在宗教和哲学上的社会运动，其在四
世纪以后日益普及，并且影响了印度哲学、神秘学、
伦理学、艺术和文学，等等。阿吉汗南达·巴拉提
（Agehananda Bharati）强调："密宗之不同于印度教或佛
教教义之处在于其信仰系统强调了通过修持（Sadhana）达
到净化后的绝对的（paramartha）、经验的（vyavahara）
世界。"【21】密宗是反对苦行禁欲和纯理论的智性推理
的，并且是与主流的印度教违背的、逆反的。密宗反对
盛行的种族制度，倡导对价值的重新评估。密宗包含了
对身体的崇拜和赞颂仪式，因为业身被看作是整个宇宙
的缩影。不同于传统印度教的男性沙文主义，伊利亚德
（Eliade）指出密宗"在雅利安印度人的（Aryan India）的
灵性发展历史上首次承认了女神的主导地位……同时我们
也发现了一些在宗教层面的女性奥秘"【22】。密宗的不同
在其使用传统宗教中缺失的元素宗教实践中得以体现。齐
默（Zimmer）指出密宗主张万物的神圣和纯洁性，因此，
"五大禁忌……组成了在某些特定仪式中的圣餐，这五禁
忌分别是酒、肉、鱼、烘烤过的谷物以及性交"【23】。保
守派将这五禁忌看作是象征性的，而激进派则会真正地在
实际生活中践行。

雅各布·尼德曼（Jacob Needleman）准确地道出了当今大众对于密宗的印象："一旦听闻'密宗'一词，西方人脑子中会蹦出让当今最富有想象力的情色摄影师羞涩、让情色大师的作品也黯然的科幻小说以及耍杂技般的性爱场面。"【24】在新世纪交点的社会运动以及20世纪60年代的性解放革命使得西方对密宗的兴趣大增，随之而来的市面上林林总总的聚焦于仪式性性行为的"密宗操作手册"——在这些操作手册中，性交行为被大大渲染，而这种行为在本质上不是针对性自由解放主义的，其真正目的在于从轮回中解脱。

荣格在以下段落中详述了他对于密宗瑜伽在心理学层面的理解：

> 印度哲学针对影响个人心理的"非自我"（non-ego）状态做出了非常确切的解释，不论"非自我"状态多么独立于我们的感知范畴，它都极大地影响着个人的心理状态。印度哲学捕捉到了人类发展的目标在于探寻一条将非我的独特本性与有意识的自我连接起来的道路。而密宗瑜伽充分展示了这种状态，以及这种非自我意识的各个发展阶段，在此阶段中个体产生更高层次的超个人意识之光。【25】

心理学曾一时被划分为行为学的范畴，而实证主义者则将其看作认识论，愈加普遍的看法是将其当作心理分析，然而当心理发展阶段的分析始终仅仅与儿童个性研究联系在一起时，昆达里尼瑜伽给荣格提供了一个几乎在西方心理学研究中完全缺失的范式——对于意识的更高层次发展阶段的解释。

在昆达里尼瑜伽哲学中，身体被一系列的脉轮（cakras）所指示：海底轮（muladhara）、生殖轮（svadhisthana）、脐轮（manipura）、心轮（anahata）、喉轮（visuddha）、眉间轮（ajna）和顶轮（sahasrara）。这些脉轮分布在身体各个部位，由通道也就是脉道（nadis）连接。这些脉道中最重要的有左脉（ida）、右脉（pingala）和中脉（susumna）。大多数的当代研究人员都一致认为脉轮和脉道的学说并不是在现代西方意识中对于身体的生理层面的描述，而是描绘了一个精微或者神秘的身体系统。费厄斯坦将它们描述为"理想化的精微身体结构，旨在引导瑜伽士进行可视化的冥想"[26]。

荣格的演讲意在提供对于脉轮的现代心理学解释。纳兰达·纳斯·巴挞查亚（Narendra Nath Bhattacharyya）说，理解脉轮的最佳方式是审视一系列历史进化中的各个构成因素：

从一个历史的角度来看，脉轮最初是人们出于生理学研究的目的，在人体解剖学中使用的术语……后来它们逐渐与密宗中的观念重合，密宗将人体看作宇宙的缩影，而脉轮则可以与世界中真实之物相对应，如日、月、山、川等。每一个脉轮都被认为代表了粗糙和精细的元素……这一观点与密宗当中认为神祇蛰居在身体内各个部位的观点不谋而合，并且精进的修行者需力图感知到自体内部的神识。这些脉轮也代表了雄性和雌性特质，并且由雄性和雌性器官的象征符号来表现……而蛰居的神祇最初是密宗里的女神……还有就是关于每个脉轮所拥有的不同梵文字母也象征着各个脉轮所代表的不同特性的元素，这些符号也是从宗教中转嫁过来的。【27】

昆达里尼能量以"沉睡之蛇"的形态盘踞在骶骨附近的海底轮，即最低的脉轮。费厄斯坦（Feuerstein）对昆达里尼的定义是："原始力量的微观形式显现，这种原始力量也可被称作性力（shakti也叫作生命力）。这种宇宙力量是与有限的身体和意识联结起来的。"【28】目的则是通过仪式修行唤醒昆达里尼能量，让她通过中脉在脉轮系统中升起。当她来到顶轮时，湿婆（siva，代表创造和毁灭的力量）和夏克缇（shakti，代表生命力、女性力、性力）结合带来的至福感就会发生。这种体验将会带来性情上的深刻改变。【29】

荣格与瑜伽的邂逅

在《记忆，梦，思考》（*Memories, Dreams, Reflections*）一书中，荣格讲述在一战期间，他"与无意识对峙"的情境。"频繁的神经紧张使得我只能通过瑜伽练习来消除我情绪上的波动。然而由于我有意识地试图观察自己内在的变化，我只会在自己完全平静下来之后做这些练习，然后再投入对无意识的观察应对工作当中。"[30]

在霍耶尔的最后一次英文演讲中（见附录3），荣格解释道，他对昆达里尼产生兴趣源自与一位在东方长大的欧洲女士的会面，在会面时该女士提出了一些荣格当时无法理解的梦境和意象，而直到荣格接触到收录了《六脉轮宝鬘》（Sat-cakra-nirupa）和"圣足五礼赞"（Paduka-pancaka）译文的约翰·伍德罗夫爵士所著的《蛇力》（The Serpent Power）[31]一书，他才在其中发现了大量与梦境和意象有关的评注。[32]

伍德罗夫是将密宗文献通过他自己的翻译和评述传入西方的第一人。[33]他说道："整个世界（我指涉的是那些对这类话题感兴趣的人们）都将谈及昆达里尼性力学说。"[34]提及这番话并不是出于他对这个曾被人嘲笑诟病的话题的同情。他对于自己的意图是这样描述的："我们这些外国人，必须将我们自身放进印度人的皮囊之中，用印度人的眼光而不是我们自己的去看待我们的教义和风俗。"[35]

荣格宣称昆达里尼瑜伽的象征意义表明，患者时而表现出的奇异症状实际上是由于昆达里尼能量的觉醒。他认为，关于象征意义的知识使得我们可以将过去认为是疾病带来的无意义的病症转变为有象征意义的心理过程，同时还可以解释由心理症状带来的特殊的定点生理反应。[36]在生物化学方式仍然在精神紊乱治疗中占统治地位以及类似百解忧的"特效药"不断更新换代的现代社会，荣格坚持对精神紊乱症状给予精神上和象征主义上的解释显得比任何时候都更适应时代的需要。正如莱恩（R. D. Laing）所言："荣格在这点上开辟了新的领域，然而鲜有人追随他的脚步。"[37]

荣格发表过两篇具体的关于印度宗教的论文，一篇是《瑜伽和西方》（*Yoga and the West*）（1936），另外一篇是《东方冥想的心理学》（*The Psychology of Eastern Meditation*）（1948）。与此同时还有一篇为齐默的《通向自我之路》（*Weg zum Selbst*）（1944）写的前言，该书也是由荣格编辑的。[38]荣格在该课题上最为全面的科研成果呈现在他的讲座当中——自1930年、1931年和1932年的"西方并行概念"（见附录1）以及1932年同年的一场昆达里尼研讨会开始，最终因1938年至次年在苏黎世的瑞士联邦理工大学所作对于帕坦加利的《瑜伽经》《观无量寿经》《胜乐根本续》的评述而达到学术顶峰。[39]考虑到其学术成果发表的形式，荣格在各讲座中的陈述应该被视作暂时性的，是在不断发展和完善中的工作。

荣格在1937年受英国政府的邀约于次年来到加尔各答大学参加其25周年校庆。借此机会，荣格在印度作了为期三个月的游历，并在此期间分别被阿拉哈巴德大学、贝拿勒斯大学以及加尔各答大学[40]授予荣誉博士学位。返乡后，荣格在两篇文章中写到了自己对印度的印象：《如梦的印度世界》（*The Dreamlike World of India*）和《印度能教予我们什么》（*What India Can Teach Us*）【41】。与荣格同行的福勒·麦考密克（Fowler McCormick）回忆了荣格涉足密宗的一段经历：

当我们浏览在印度城邦中几乎随处可见的各个卡利神殿时，我们发现了献祭动物的证据：这些神殿里面污秽不堪——地板上遍布干涸的血液和红色槟榔残核。参观后，荣格随即开始做一系列的主题与红色有关的梦。后来我和荣格博士都身染痢疾并被送到加尔各答的英国医院……这次参观对荣格而言最深远的影响在于对于毁灭女神卡利的情感基调发生了转变，这次的经历使他确信邪恶并非消极的，反而恰恰是积极的……在我看来，这次印度之行对于荣格晚年的观点、态度有着重大的影响。【42】

在《瑜伽与西方》（*Yoga and the West*）一文中，荣格是这样给自己的信仰划界的：

我不敢说瑜伽之于印度的意义为何，因为我无法根据个体的经历妄下评判。然而我可以说瑜伽对于西方人有何意味。我们处于缺乏向导和边界的精神无政府状态。因此，任何一种宗教的或哲学的修习对西方人都相当于是一种心理训练，或者进一步说是一种心理保健的方法。【43】

　　然而荣格对瑜伽的兴趣在于心理学层面，而达斯古普塔的兴趣则在于宗教和哲学层面。因此，前者对瑜伽做了一个更像是心理学的定义：瑜伽是一个内省的自然过程……如此的内省导致一种特殊的内在的个性转变的过程。在几千年的演化历史当中，这种内省的方式逐渐变得系统化、多样化。[44]荣格主要的关切不在于根据经典所做的系统的瑜伽指导，而是根据推断得到的自然的蕴含于瑜伽本身的内观过程。这一观点使得荣格可以在研讨会上对于瑜伽的正统教理采取灵活自由的阐释和应用。荣格认为瑜伽中的内在观察和转换过程具有普世性，但进行这一过程所采取的方式却是具有文化特殊烙印的。[45]对荣格来说，瑜伽如同满载各种象征性的心理经验描述和自我意识形成模式的旖旎宝库。他说道："对于瑜伽（和分析心理学），尤其是对于中国的喇嘛教和道教来说，其对等的观念已经浮显于世并用其丰富的象征性充实着我对于集体无意识理论的材料。"[46]荣格的目标在于发展一种跨文化的关乎内在经验的比较心理学。因此他希望把他的研究方法与东方本土式的解读方式划上界线，也就是以罗摩克里希那运动等传道活动以及如罗曼·罗兰（Romain Rolland）[47]等拥护者们为代表的解读方式。同时他认为不应该像某些神智学者那样宣扬简单的东学西渐，亦不遵循霍耶尔的历史存在主义，或如凯塞林的智慧学校（Keyserling's School of Wisdom）所宣扬的东方思想中的精神稳定学说，以及其从心理学角度进行详尽细致的东西方比照。

在荣格所有论及东方思想的著作中，尽管他促进并且认可上述各方的研究，但他也慎重告诫西方人应谨慎按照他们所宣扬的方法实践："瑜伽种类颇繁，也常使西方人心向往之。但是瑜伽在本质上是东方的，没有一个欧洲人有如此的耐心以及义务去（深入它）……我们越是研究瑜伽，我们越会发现我们离它是如此之遥远；一个欧洲人只能去模仿瑜伽，而他从模仿中所获得的远离瑜伽真正意义。"[48]荣格认为模仿瑜伽的一个危险就是精神错乱："一个练习瑜伽的欧洲人并不一定知道他究竟在做什么。这将对他产生危害，很快他就会产生恐惧，甚至会被带到疯狂的边缘。"[49]因此他得出结论："在本世纪中，西方将发展出自己的瑜伽，而这种瑜伽的基础则是基督教。"[50]

随着瑜伽和冥想练习如雨后春笋般在西方涌现流行，这样的言论很快招来大量的批评。但是这样的警示频繁地出现在与荣格同时期的东西方作家关于瑜伽的论述中。如达斯古普塔写道：

如果任何人想要追求一条能让他到达瑜伽最终目标的道路，那他必须花费一生的时间，在一位资深的老师指导下进行严格的修习。当下的任何一部关于瑜伽的作品都还不足以成为以瑜伽终极目标为纲的指导……瑜伽中蕴含的哲学、心理学、宇宙学、道德、宗教方面的教旨本身就

是相当有趣的，它们在人类思想历程中占有不可动摇的地位。【51】

相似的，伊利亚德写道：

我们无意于邀请西方学者来练习瑜伽（此外，练习瑜伽也不像一些业余者宣扬的那般简单），也不打算使许多西方学派来践行瑜伽的修行方式或接受瑜伽的意识形态。另外一种观点对我们来说更加有益——尽可能专注地研究，从而获得其心理运作机制的结论。【52】

凯塞林同样也对西方人采用瑜伽修行方式持批判的态度：

值得注意的是，印度呼吸练习在被辨喜通过他的演讲带入美国并风靡当地之后，美国人并未真正受益并且达到另一个更高的境界，相反，许多人被送进了医院或精神病院……没有任何证据显示，哪怕是看似最无害的练习……对于欧洲人的生理特性而言是恰当的。【53】

荣格预言西方会在基督教的基础上发展出与瑜伽类似的修炼方法，这一点与凯塞林得出的结论，即西方的心理学以基督教教旨为宗不谋而合：

印度的哲学观念对于我们西方人来说是完全不同的；大多数人都不具备——这一点经神智学者所证——在深层意识中与印度哲学思想建立内在联系的能力。更重要的是，我们在生理上是基督教徒，不管我们是否对此有明确意识。因此，任何一条存在于基督教中的教旨都比最深刻的外来教义更能捕捉住我们最深层的内在灵魂。【54】

威廉·霍耶尔【55】

威廉·霍耶尔于1881年出生于德国乌登堡，比荣格晚出生六年。他从小受熏于新教神学的教育环境中，后在1906年受崇真会（Basel Misson）委派来到印度。和理查德·威廉一样，霍耶尔惊异于当地的高度灵性展现，而他所带去的传教教理较之黯然失色。后来他回忆道：

在印度的五年经历用一种我从未预期过的方式拓宽并且加深了我在宗教上的眼界和认识。我去印度，带着一个普通意义上的传教士身份；而我从印度归来，带着一种非寻常意义上的传教士身份。我学到的是我们只有权力陈述、证实已在我们内心的东西，不要期待转变同化他人的观念，更不要说尝试让他们皈依于我们的信仰。【56】

霍耶尔和他的牧师团一起从事比较宗教学的研究。这项工作持续的时间也包括他在牛津大学任职的一段时期当中。1921年，他辞去该职位，开始在图宾根的一所大学担任讲师。到1927年，他成为印度学和比较宗教学的教授，并且开始在这一领域发表大量论文及专著。正是霍耶尔的讲座"瑜伽的精神理疗根据"（Der Yoga im Lichte der Psychotherapie/ Yoga in the light of psychotherapy）引起了荣格的注意。霍耶尔从以下陈述开始论述该话题：

　　我大致能够肯定，瑜伽作为一个整体，是与西方的精神理疗有着惊人的对应关系的类似物（尽管根本上的差别也是事实），但——我很快发现——我缺乏具体的，更重要的是，缺乏关键性的试验来对瑜伽的各个部分和西方精神理疗方式的不同着眼点做相应的对比。【57】

　　在讲座的最后，他对瑜伽做了解释，但是把对上述两者的比较工作交给了他的听众。其讲座表明霍耶尔是一个在寻求可以与之讨论瑜伽和心理治疗之间异同的心理治疗学者的印度学研究者。于是荣格接受了他的邀请。

　　对霍耶尔的看法在学术界也褒贬不一。齐默回忆说：

　　我与荣格的私交始于1932年。与此同时，另一位印度学学者，一个无论是在学术上还是在个性上都不可靠，但却拥有奇特活力的人，通过他的本能坚持和豪情抱负，吸引了诸多精神病学家、心理学家和临床医师将注意力放到瑜伽这一话题上。如今，在与理查德·威廉就中国智慧研究方面进行长期合作后，荣格现在已经准备好从印度学家们的手上接过这一领域的研究工作了。1932年春，霍耶尔在苏黎世举办了一场关于昆达里尼瑜伽的研讨会，我在该会上以主题为印度传统中的瑜伽种类的演讲介绍了自己。【58】

与此形成对比的是，费厄斯坦将霍耶尔形容为一个"在瑜伽和数论（Samkhya）研究领域贡献杰出的人……他不仅在印度学方面有丰富的知识储备，也具有西方文化意识……他的工作主题是作为一个宗教性的人，霍耶尔本身就是一位真诚的寻求者和神秘主义者"【59】。C. A. 迈耶尔形容霍耶尔是一个"典型的德国科学家"，"一个杰出的梵语学者"，"一个友好的家伙"【60】。

昆达里尼瑜伽研讨会的创始

据芭芭拉·汉娜的记录，"在1932年秋，一位印度学家，来自在图宾根的教授J. W. 霍耶尔，来到了苏黎世，给我们做了一场关于昆达里尼瑜伽的研讨。该研究内容与自我意识形成过程有着十分有趣的相似性。然而，欧洲的观众在完善的印度哲学面前总是会被诸多理论搞得错乱、迷惑。我们已然逐渐习惯于被无意识所引导，每一个梦境都在揭露这一过程。然而东方人却在无数个世纪中致力于各种冥想技巧，理出了千丝万缕的难以被欧洲人所理解的象征意义上的意识线索。与此同时，东方人在对于日常现实的觉知上远高于我们，他们的目标在于涅槃，而非我们眼中当前具体的生活。荣格曾参与过一个组织混乱的组织，该组织尽管非常欣赏霍耶尔关于昆达里尼瑜伽的绝妙的阐述，却并不真正理解它们的意义。在此之后，荣格开展了三场在心理学意义上评述霍耶尔的讲座的英文研讨会，正是这个研讨会使我们在一个更丰富的意义上回归我们自身。"[61]

汉娜的讲述给人一种荣格的研讨会是为了给混乱的观众以即兴的精神理疗指导的印象。这种看法被许多后来的评论家所沿用。[62]然而当时也在研讨会现场的迈耶说，尽管汉娜也许觉得霍耶尔的演讲是令人困惑的，而他自己却觉得演讲论述非常清晰，并且他还补充道，在现场的观众并不是一种普遍迷惑的状态。[63]而且，他认为荣格的心理学评述从外围的角度与霍耶尔的理解相辅相成。霍耶尔，作为印度学的专家，给予荣格的阐释以哲学和历史的学术理论支持。[64]

更进一步地证明荣格的研讨会并非随性的现场发挥的证据是，在1930年和1931年荣格连续做了两场关于昆达里尼瑜伽和脉轮象征意义的讲座。[65]1930年的讲座是荣格在该话题上做的第一次演讲（见附录1）。鉴于第二场讲座内容已被大量地复制传播，故不再附于此卷。同时荣格还有大量现存的手稿，都显示了其为讲座所作的精心准备。[66]其实在与霍耶尔合作之前，荣格就开始了针对昆达里尼瑜伽和脉轮象征意义的演讲工作，这使他能够在后来不断拓展该话题而不仅仅是就事论事。

　　1931年6月13号，霍耶尔在苏黎世的心理学协会出席了一个名为"瑜伽概论"的论坛。而荣格和霍耶尔的协调合作带来了该论坛扮演一种活跃创新的组织角色的新曙光。我得知的第一个言及霍耶尔演讲的参考文献来自于艾玛·荣格（Emma Jung），她在1931年10月12日给施密茨的信件中写道："我正在与霍耶尔博士通信，就他即将在苏黎世为我们做的为期一周的演讲商讨。他建议在三月的下半月开展的研讨会主题定为瑜伽练习。届时你也会出席吗？"【67】在荣格与霍耶尔的第一封通信中，霍耶尔感谢了荣格赠送他的新书："我确信，作为我本人也将会在即将开展的研讨会中受益匪浅。我有强烈的直觉，接下来在心理治疗方面的发展将沿着你所指引的道路前进。"【68】霍耶尔还提到了他即将出版的关于瑜伽的书【69】：

　　我想问你，如果你坚信你的心理分析与瑜伽中的诸多元素可以结合起来，并对西方人起效且产生深远的影响，我想我可以赠予你我的书。【70】若你也如此认为，我将会在我拿到印刷版本后的第一时间寄给你审阅。我希望它最晚可以在我去苏黎世做研讨会之前印刷出来……关于我的研讨会我再一次表示我希望可以在4月15日到30日间举行，因为届时我才能完成哲学系主任工作的交接。【71】

荣格回复说霍耶尔希望赠书给自己的消息绝对是个令人兴奋的惊喜，并且"我深知我的观点与瑜伽之间深层次的一致性"[72]。至于研讨会的时间问题，荣格补充道："如果参加研讨会的嘉宾可以在那个时间段出席的话，我非常愿意协调时间以便利您的与会时间。不然，我们还是得安排在秋季了。"[73]事实上看起来参会的嘉宾无法在春季出席，因为荣格接下来就给霍耶尔写道："顺带请问，若是按照计划在秋季举办该研讨会您意下如何？若是按照这个时间举办是再好不过的了，在这里人们对该会的兴趣极大。若您能尽快回复我您方便与会的日期我将深感荣幸。对我们而言，十月初最合适不过。"[74]霍耶尔回复道："我很高兴能于秋季参会，十月初对我来说非常适时。"[75]几个月后，荣格又给霍耶尔写道：

根据我们学会最近关于秋季研讨会的讨论，我现恳请您考虑一下我们提出的方案：考虑到近期筹备研讨会的机构的经济压力，现心理学协会打算接管该机构的工作，并且最重要的是保证您将使用的演讲大厅是免费的。我们的演讲大厅可容60人。在学会的讨论会上，我们普遍认为收费最好不要超过每人20瑞士法郎。并且会议还强调了一个课题的讲座最好不要超过一周（即6节）。如此算来，若为期一周的研讨会的参会券全部售完，您将可以得到12000法郎的回报（*计算错误，应约1200法郎）。[76]至于讲座的构成方式，我建议至少一个小时的演讲加上一个到一个半小时的问答和讨论时间。

　　根据说明，我非常希望知晓您对于我们这些提议的看法，如此学会能够为承办研讨会的组织形成一个确定的执行标准。

　　关于在所有的英文演讲基础上举行内容相应的德语演讲这一点，我还无法给您确切的答复。您定知晓美国的经济危机，这一境况已经使得来这里的访客大大减少了。但是，为您召集英文演讲听众也并非无可能之事。不过我仍建议，出于节省时间和精力的考量，您最好每次举行约一个小时的英文演讲即可。在德语演讲方面，我会为您提供心理学方面的协助。【77】

　　如此看来，霍耶尔在研讨会的参与过程中是被支付了注册费。同时我们还看到荣格的英语研讨会部分因为美国经济危机的影响被削减了，因为双语的会议模式会极大增加开销。在此夏季，荣格还给霍耶尔写道：

　　关于您即将举办研讨会的传言已经造成了轰动。在海德堡的齐默问我他是否可以参会。出于我与他的私交，我同意了。还有赫勒劳的施皮格伯格（Spiegelberg of Hellerau）以您作为推荐人问我可否参会。但我所了解到的关于施皮格伯格博士的信息看起来并不那么令人振奋，不过我还是想咨询您对他的看法，他看起来像是犹太知识分子。我得承认我有些为难，因为担心会议的整个学术氛围是否足够浓厚。不过我还是得把决定权交给您，因为似乎您是了解这个人的。[78]

霍耶尔的演讲题目是《瑜伽，脉轮的具体意义》（Der Yoga, im bosondern die Bedeutung des cakras/ Yoga, the meaning of the cakras in particular），演讲的时间是从10月3日到8日。1930年10月6号到11号，以及1931年10月5号到10号，荣格出席了德语的研讨会。霍耶尔的讲座在形式和时间安排上都遵循了荣格的安排。

应艾玛·荣格的邀请，霍耶尔在演讲期间客宿在荣格的住所。[79]霍耶尔的德语讲座从早上10点到中午，期间有一个茶歇。赖希施泰因（诺贝尔化学奖得主）说30到40岁年龄段的人会参加霍耶尔的讲座，而40到80岁年龄段的人会参加荣格的讲座，而荣格的讲座总是很难得到一个座席。他回忆说，参加荣格讲座的人都想享有一种专属的独特氛围，因此非常排斥其他人的加入。于是赖希施泰因直接找到荣格，并且让荣格同意他参加。[80]每次演讲结束以后，荣格、霍耶尔和托尼·沃尔夫（Toni Wolff）会共进午餐。[81]霍耶尔夫人打印了《蛇力》一书中的脉轮图示的放大版，以用于演讲时的说明。[82]

霍耶尔的德语和英语的演讲在内容上是一致的，只是后者较前者有所缩减。在英语演讲中，他去掉了自己对《六脉轮宝鬘》的德语翻译，只在德语演讲中呈现。

尽管演讲顺利进行，但是荣格的一个关于意象

（visions）的研讨会却被搁置了。荣格还在10月7日的晚上作了一个题为《密宗符号的西方对应》的概要式的说明。[83]

霍耶尔的演讲

霍耶尔以瑜伽的历史发展总述和自己开展研究的大致手段为主题开始他的演讲。他对瑜伽作了如下定义："瑜伽意味着在存在的动态实质中把握事物内在结构的真正本质，以及该事物的运作法则。"[84]他还解释到，昆达里尼瑜伽的深刻性在于将存在看作阳性和阴性力量在对抗中取得的平衡。[85]他认为昆达里尼瑜伽修行的次第为："首先要完全理解内在实性，其次使用象征符号通过想象将内在实性具体化，最后再对六个脉轮进行冥想。"[86]他还将此修习方式与帕坦加利的经典瑜伽练习方式作了比较，他发现在后者的修习中有摒弃自我内在神性的趋势。至于哈达瑜伽，他认为具有"从心灵力量练习转移到物理上，甚至是生理上的力量锻炼的趋势"[87]。他把这个趋势解释如下：

一个人若冥想这些符号，且将这些象征符号的内容一部分作智性上的理解，一部分作灵性上的理解，这种方式会导致他内部精神在一定程度上的改变。有时人会经历急剧的灵性发展而达到一个新的精神层次。但这种情况非常罕见。人们从外部来处理脉轮使得他们仍处于灵性发展的过程中……而他们内部最深层次的结构不会发生真正的变化。[88]

在霍耶尔看来,以上是理解昆达里尼瑜伽的主要障碍。他解释说克服这一障碍的方法就是基于我们内在的经验去理解它的本质:"我认为我的真实存在只在于我自己内部,且能够将其从深层的无意识中调动到意识层面来审视;而如果真实存在能够从外界获取,那么它一定已经栖居于我的意识之中了。"[89]他还说道:"我在一开始极大地将自己从印度人看待事物的角度中解放出来,因为我发现如果我不能用我自己的方式、从自己的角度去审视的话,我无法达到深层次的意义。"[90]霍耶尔接下来的演讲主要是解释昆达里尼瑜伽所蕴含的形而上学的意义以及脉轮的象征意义。

迈耶尔回忆说霍耶尔的德语讲座是干涩的,且除了在茶歇以外少有讨论的时间。与此相反,荣格的研讨会则非常生动。[91]赖希施泰因评论霍耶尔异想天开不切实际,并且不留给他人商讨的余地,他"只深信自己的学说",并且"只接受自己说过的观点"。而对荣格讲座的评价则是"非常令人钦佩",并且强调讲座给予了"开放讨论的可能性"[92]。在施皮尔伯格的记忆里,荣格在会上"向印度学家们咨询了许多关于瑜伽练习的问题……以及印度人和西方人心理体系在整体上的内在联系,我认为该次研讨会是迄今为止唯一关于瑜伽练习的深层心理意义的对话。"【93】关于这个演讲的信息已经声名远播。汉斯·特吕布（Hans Trüb）在写给马丁·布伯（Martin Buber）的信中如此说道："我想跟你聊聊关于霍耶尔的演讲。它和我期待的一样令人振奋。原人与阿特曼（purusa–atman）的概念对我来说是一个全新的发现——这个外来概念（昆达里尼瑜伽）对我们所有人来说都是对世界的全新揭示。"【94】

霍耶尔的演讲方式似乎影响了荣格。在荣格的讲座中，他试图引导听众将自身的内在经验——也就是个人特性形成的过程作为根基来理解昆达里尼瑜伽。因此听众对于昆达里尼瑜伽的理解是三维式的——首先是通过伍德罗夫的翻译和评述，其次是霍耶尔的演讲，最后是荣格的讲座。但毫无疑问，这三者的讲述时常出现分歧，这些分歧不仅体现在术语的使用上，还在对于自性化形成过程的理解上。于是关于三者之间的差异成为听众间争论的话题。

值得注意的是，对于许多参加荣格演讲的听众而言，他们收获的不仅是一些解释学上的意义，还因此产生了特殊的内在体验。赖希施泰因就记录了他在参加完荣格的讲座后产生的有关昆达里尼蛇力能量上升的梦境，并且这种相似的梦境还在其他不少人身上发生。【95】

心理学和瑜伽：比较和合作的问题

霍耶尔在做完其演讲后不久就给荣格写信说："在苏

黎世的这一周给了我极大的鼓舞，这让我相信并期许我们之间的合作也更亲密无间了。"【96】这种感觉是双向的，因为荣格也回信道："我希望我们之间的合作能以一种特别的方式继续下去。"而后，荣格邀请霍耶尔参与到由在莱茵出版社的丹尼尔·布鲁迪（Daniel Brody）向他举荐的交叉学科杂志的编纂中来。【97】

1931年，霍耶尔组织了德国的虔信运动（German Faith Movement），在他的论文《日耳曼上帝意象》（*Germanic Vision of God*）中，霍耶尔宣告了一个将要把世人从"外来的"希伯来基督思想禁锢中解放出来的特殊的德国宗教的出现（或称印度德国的宗教）。他说道："在1933年7月由爱森纳赫的会议引发的德国虔信运动的新阶段，必须要放在与全国运动的紧密关系中来理解，两者都引导我们创建第三帝国。因为这两者都是德意志民族在生理和精神人格层面的深层次的爆发。"【98】但他还是未能成功地让他所宣称的这种宗教被世人接受为民族社会主义的官方宗教。

1935年霍耶尔在纪念文集年册上发表了《印度-雅利安关于自我的教诲与康德的可认知主体间的比较》（*The Indo-Aryan teaching on the self in comparison with Kant's teaching on the intelligible subject/ Die indo-arische Lehre vom Selbste im vergleich mit Kants Lehre vom intelligible Subject*），以此作为荣格六十岁生日的献礼。【99】

荣格在他1936年发表的散文《沃坦》（*Wotan*）中将霍耶尔和德国虔信运动作为例证，解释德国政治事件可从心理学角度被解释为发源于古老德意志神明沃坦的信仰复苏。[100]

1938年3月7日到12日，霍耶尔再次在苏黎世的心理学俱乐部举行了一系列的讲座，主题是"信仰的基本来源和宗教形式的发展"（The basic source of faith and the development of religious forms / Der Quellgrund des Glaubens und die religiöse Gestaltwerdung）。迈耶尔回忆霍耶尔关于"卐字旗的象征意义的演说遭遇了极大的质疑和反对"[101]。对德国当前的宗教和政治局势的看法相左导致了霍耶尔与荣格等人的决裂。[102]关于霍耶尔在此期间的言行，米尔恰·伊利亚德（Mircea Eliade）如是记述："我从舒勒姆（Scholem）那里得知，霍耶尔依旧是个良善之人，因为在希特勒屠杀期间，他收养了两三个犹太儿童，或是一个犹太女孩。舒勒姆说霍耶尔是少有的与希特勒政权产生精神共鸣的学者，然而他也说'我对此毫无异议'。"[103]

霍耶尔在这方面通过发表论文继续与荣格进行关于瑜伽和心理治疗话题上的对话。《瑜伽：一种通向自我的印度之路》（Yoga: an Indian way to the self / Yoga: Ein Indischer Weg zum Selbst）[104]一文的开头霍耶尔就提出了一连串针对新时代运动的以及取代基督教的多种其他宗教繁荣的端倪景象的问题：

　　关于东方的救赎方式在多大程度上惠及西方人民的问题，仍然在人们的认识中处于变迁起伏的状态，而我自身也对这个问题抱有极大的热情。对于一个西方人来说，通过瑜伽走向"自我救赎之路"不是一个错误甚至危险吗？为何这些人不能在一个科学研究或哲学理论当中安身立命，换句话说用一种西方的方式、生活以及行为开启自我救赎之法门呢？西方自身也同样有通往内在、对于西方人来说更适合的神秘主义玄学吗？为何发展中的深度心理学以及精神理疗在上述目的前显得捉短汲深？我们的血管里真的需要注入一剂来自东方的新鲜血液吗？这些疑问萌发于荣格在"心理学学会"中的演讲及研讨会。【105】

霍耶尔看来，荣格的心理学分析已经变成一种研究方法，并且具有屈从于心理技术的外化（psychotechnical externalization）的倾向，这对瑜伽理论也构成威胁。【106】在《瑜伽》一书中，他花费了一章的笔墨来批评荣格的研究。他写道："我个人对天生以及遗传'原型'的假说持反对态度。用历史宗教经验基础作为论述该假说的根据显得极为薄弱。"【107】与此同时，霍耶尔对荣格给昆达里尼瑜伽所作的解释也给以消极评价："在我看来，荣格派喜欢把密宗瑜伽的神秘影像与'原型'轻率地加以结合，而这样对于分别理解两者都没有益处。"【108】

然而事实上是任何对密宗文本进行解读的尝试都会陷此窘境，因为密宗文本本身就充满了复杂性。伊利亚德谈道："密宗文本通常由一种'蓄意语言'（sandha-bhasa）组成，这是一种神秘的、晦暗的、含混的语言，它是由一种情色的术语以及充满哈达瑜伽或性意义的神秘的或宇宙的意识状态所表达出的一种意识状态。"【109】这就导致了这样的情形：

> 一个密宗文本可以由以下几种钥匙来开启：礼拜仪式、瑜伽、密宗，等等。用瑜伽的钥匙打开就意味着解析其意指的不同的冥想阶段。密宗的含义通常是情色的，但要分辨其所指是具体的性行为还是仅仅是象征是困难的。进一步说，辨别"具体"和"抽象"是一项精微的工作。密宗语言的目的正是要让每一个"具体的"经验产生质变，而将生理性的转变为仪式性的。【110】

因此，对荣格的瑜伽心理学理论的评价标准，就转变为看其是否能作为打开密宗之门的一把"钥匙"。而他的阐释受到学者以及昆达里尼资深修行者们的批评。哈罗德·科沃德这样总结到：

> 随着如今对东方思想理解的深入，荣格的"通天绳戏法"难以被接受，他将昆达里尼瑜伽体系颠倒，把最重要的最后两个脉轮当作"没有实际价值的多余的猜测"。荣格评论所取得的不论在当时还是现在，都只是在为他的"自性化过程"（process of individuation）理论添加洞见，而不是对昆达里尼的准确描述。【111】

如果是站在昆达里尼瑜伽自己的社会历史文本中来审视荣格的研讨会，那么以上评价无疑是有效的。然而，若是放在荣格与霍耶尔合作的文本中审视，那上述言论针对的则是霍耶尔的工作。荣格的目标是阐释与昆达里尼瑜伽中相似的自发象征形象的心理学意义。从这方面看，荣格曾在信中指出："东方思想进入西方的这一现象充斥着一系列伴随着各历史背景的心理因素。这一端倪初见于艾克哈特大师（Meister Eckhart）[①]、莱布尼茨（Leibniz）[②]、康德、黑格尔、叔本华以及哈特曼（E. von Hartmann）[③]。然而我们在此谈论的并非真正的东方，而是一种遍在的、集体无意识的产物。"[112]在荣格眼中，西方对东方的"发现"，实际上是在某种程度上对集体无意识的发现。于是荣格的心理学解释总结性地预测了昆达里尼瑜伽展现给西方的印象是一种对内在经验的系统化呈现，而这种感知并不一定是其在东方思维中的解读。这一认识是在昆达里尼研讨会之后的短暂交流会上被提出来以重述对意象的解释的：

索伊儿夫人（Sawyer）：但是在脉轮中，昆达里尼能

---

① 德国神学大师、哲学家、神秘主义者，其思想对基督教新教的创始者马丁·路德有重要影响。——译者注

② 德国数学家、哲学家，与牛顿先后发明了微积分，并确立了在微积分中使用的符号。——译者注

③ 德国著名无意识学派哲学家、神学家。——译者注

量总是被分开论述的。

　　荣格博士：是的，但是在这种情况下脉轮并不是分开的，但这也无关紧要。我们必须记住的是昆达里尼系统是印度的特产，但我们却是在用西方的大脑处理它；所以在此我们将其视为有具体含义和所指是更为明智的方法，而不要将其看作数千年前产生的分类繁复且抽象的印度材料。【113】

　　若将荣格的评述看作是将昆达里尼瑜伽的术语转换成既定成型的心理学概念也是不正确的：因为在将昆达里尼术语转变为分析心理学术语时，后者的含义已经改变并且扩大了。本质上，脉轮的象征意义使得荣格能够发展出一套精神原型的地域模型，并且提供在这些地域之间进行图形转换的自性化过程的描述。【114】这同时让他能够宣称要使得自性化转变成为可能，需要本体论的转变相伴随，而这个转变则是他的研究中心。继接触昆达里尼瑜伽之后，荣格开展了西方宗教传统的研究，以此对炼金术与基督教也作了心理学阐释。【115】在所有这些工作中，瑜伽是他的研究重心，这一点从他对西方炼金术师修炼的理解模式上就可看出——他说："每个在炼金术上有深刻见地的学生都知道炼金并非终极目的，而这一过程即是西方的瑜伽方式。"【116】而在他看来，炼金术对于身体和女性（阴性）的价值评估——蕴含在密宗中的这一显著概念代表了对正统基督教的反叛。

从经验的观点出发，戈皮·克里希那（Gopi Krishna）批评了荣格的阐释：

荣格在《金花的秘密》（*The Secret of the Golden Flower*）一书中的评论完全被他的无意识理论所盘踞。尽管论述本身充满了模棱两可的语言，但其论证材料仅为他自己观点的进一步阐述，除此以外别无他物。而他所举办的昆达里尼瑜伽研讨会亦是如此，其会议总结已然可以在荣格学院里获得。从出席会议的学者的发言中可明显看出，他们中没有人具备对于他们所讨论的这门古老知识的材料的基本了解。【117】

昆达里尼瑜伽的原始解释与荣格的解读的根本差别在于前者的文本例如《六脉轮宝鬘》本已具体描绘了由一些特定仪式和修行引起的深层体验及其意象化的转化过程，而完全不涉及象征意义上对个体的普遍过程的描述。然而，荣格的解读所遭遇的问题在一个更普遍的层面上可被放准于任何要将昆达里尼瑜伽转化成现代观念的企图。【118】通常在这种过程中，对术语的转化都面临着"杂交"的命运，而这种不可避免的混合不再能用"东方"和"西方"的概念加以区别。【119】于是荣格的研讨会最终可用他自己对该会目的所作预期来评估其价值：

西方意识绝非一种普遍的大众意识。它受到历史条件和地理环境塑造和限制，因此它只能代表一部分的人。[120]

而对于东方心理的了解，确切来说是有助于形成对西方心理进行批判和客观考察的不可或缺的根基的。[121]

因此在荣格看来，东西方心理和思维方式的交会的意义是非同小可的，它值得成为心理学研究中的一个新系统。[122]在一个广泛转型的历史时期，该研讨会对于今天的意义主要在于其开展模式突出了这一关键问题，以及试图将其纳入心理学学科领域的前沿的工作日程的努力。这一点对于接受或者不能接受荣格提供的暂时性方案的人来说都是毋庸置疑的。

索努·沙姆达萨尼

注　释：

【1】　参见羯瓦哈拉·内鲁的《自传》（An Autobiography）（伦敦，1989），第612页。

【2】　霍耶尔曾作题为"关于瑜伽的心理治疗作用"（"Der Yoga im Lichte der Psychotherapie"）的报告，收录于《关于在巴登–巴登的心理治疗的全科医疗会议》

（Bericht über den V. Allgemeinen Ärztlichen Kongress für Psychotherapie in Baden-Baden）（莱比锡，1930），1930年4月26-29日，由科瑞奇莫尔（E. Kretschmer）和科林巴（W. Climbal）编辑。

【3】 《理查德·威廉：纪念》，见《荣格合集》（The Collected Works if C.G.Jung），第十五卷，第90页，译文有所调整。在其他地方荣格认为殖民帝国主义的暴力代表了西方专横地理解东方思想："欧洲对东方的入侵在很大程度上属于暴力行为。这给我们留下了一种责任——也是一种特权的义务——就是去理解东方。"见论文《评论〈金花的秘密〉》，见《荣格合集》，第十三卷，第84页，译文有所调整。在此，荣格表明，为了文字和含义的准确性，《荣格合集》的翻译被修正。关于赫尔（Richard Hull）翻译的序言，参见论文《反向阅读荣格？迈克·弗德翰和理查德·赫尔关于在荣格的〈心理类型〉出现的'诗歌问题类型'思考的关联性》，见于《泉：原型心理和荣格心理学派思想年刊》第55期（1994），第110-127页。

【4】 关于瑜伽传入西方的概述，参见乔治·费厄斯坦（Georg Feuerstein）的论文《东方来到西方：一种历史观》，见费厄斯坦的《神圣之路》（Secred Paths）（伯德特出版社，纽约，1991）。在对东方思想的概略性介绍方面，参见《东方精神性在美国：文选》（Eastern Spirituality in America: Slected Writings）（纽约，1987），罗伯

特·埃尔伍德（Robert Elwood）编辑。关于案例，参见彼得·毕晓普（Peter Bishop）的《梦的力量：西藏佛教，西方想象力和深度心理》（Dreams of Power: Tibetan Buddhism, the Western Imagination and Depth Psychology）（伦敦，1992）。

【5】　参见雷蒙·施沃普（Raymond Schwab）的不朽著作《东方文艺复兴：欧洲对印度和东方的再发现，1680–1880》（The Oriental Renaissance: Europe's Rediscovery of India and the East, 1680–1880）（纽约，1984），由帕特森–布莱克（G. Patterson–Black）和芮宁（V. Renning）翻译。

【6】　戈比·克里希那在之后批评了荣格对吠陀诗歌的评论，其评论认为通过摩擦树枝生火是一种"明确的性符号"（参见《无意识心理》（Psychology of the Unconscious），由比阿缇丝·亨克（Beatrice Hinkle）翻译，《荣格合集》，附录B，第242–245页。戈比的文章指出荣格"所使用的术语明确指向由昆达里尼产生的拙火"。参见《昆达里尼于新世纪：戈比·克里希那文选》（Kundalini for the New Age: Selected Writing of Gopi Krishna）（纽约，1988），第67页。

【7】　参见温特（F.I.Winter），《瑜伽系统和精神分析》，《追寻》第10期（1918–1919），第182–186页、第315–335页。荣格有一套1910年到1924年和1929年到1930年的论文集收藏于他的个人图书馆内。

【8】　参见康特·赫尔曼·凯塞林（Count Hermann

Keyserling），《哲学家的旅行日记》（The Travel Diary
of a Philosopher），第255–256页。关于凯瑟琳的印度
之旅，参见安娜·玛丽·伯艺森–马斯（Anne Marie
Bouisson–Mass）的《赫尔曼·凯瑟琳和印度》（Hermann
Keyserling et L' Inde）（巴黎，1978）。

【9】 同上，第124–125页。

【10】 同上，第95页。荣格曾评论道："东方人的生活是建立
在其个体的精神现实其上的，心智是主要且独特的存在
条件。"见《关于'西藏自由书'的心理学评论》，
《荣格合集》，第十一卷，第770页。

【11】 《荣格合集》，第十三卷。

【12】 在那个时期的研究愈加呈现出重新评估的趋势。参见
海因里希·齐默（Heinrich Zimmer）的《进入自我》
（Coming into His Own）（普林斯顿，1994），由玛格
丽特·凯斯（Margaret Case）编辑，以及《禅意生活：铃
木大拙回忆录》（A Zen Life: D. T. Suzuki Remembered）
（纽约，1986），由安倍正雄编辑。

【13】 奥斯卡·史密兹：《精神分析和瑜伽》（Psychoanalyse
und Yoga）（达姆施达特，1923）。

【14】 同上，第65页，由艾瑞克·唐纳（Eric Donner）翻译。

【15】 荣格于1923年5月26日写给史密兹，见"荣格给奥斯
卡·史密兹的信件，1921–1931"（"C. G. Jung: Letters
to Oskar Schmitz, 1921–31"），《心理观点》第6期
（1975），第81页；译文有更改。

【16】　参见米尔恰·伊利亚德（Mircea Eliade），《瑜伽：永生与自由》（Yoga: Immortality and Freedom），由威拉德·R.特拉斯克（Willard R. Trask）翻译（柏林根系列；重译本，伦敦，1989），第9页。

【17】　参见达斯笈多·达斯古普塔的《作为哲学和宗教的瑜伽》（Yoga as Philosophy and Religion）（伦敦，1924），第124页。对原人（Purusa）的翻译常被替换为自我（self）。

【18】　见伊利亚德《瑜伽：永生与自由》，第4页。

【19】　见费厄斯坦的（Feuerstein）《帕坦伽利的瑜伽经：文本分析练习法》（The Yoga–Sutra of Patanjali: An Exercise in the Methodology of Textual Analysis）（伦敦，1979），第1页。

【20】　见维维安·沃辛顿（Vivian Worthington），《瑜伽历史》（A History of Yoga）（伦敦，1989），第11页。

【21】　见阿吉含南达·巴拉蒂（Agehananda Bharati），《密宗传统》（The Tantric Tradition）（伦敦，1989），第18页。纳兰达·纳什·巴特查理亚（Narendra Nath）解释道："尽管密宗在早期与吠陀哲学中的关于幻想和承认世界的实体性观念相斥……但后来逐渐添加的元素使其与吠檀多愈加重合了。"参见《密教历史：历史，仪式和哲学性研究》（History of the Tantric Religion: A History Ritualistic and Philosophical Study）（新德里，1982），第14页。

【22】　见伊利亚德《瑜伽：永生与自由》，第202页。关于

女性在密宗中角色的重新定位话题，参见米兰达·肖
（Miranda Shaw）《激情证悟：密宗佛教中的女性》
（Passionate Enlightenment: Women in Tantric Buddhism）
（普林斯顿，1994）。

【23】海因里希·齐默（Heinrich Zimmer）：《印度哲学》
（Philosophies of India）（伦敦，1953，柏林根系列），
约瑟夫·坎贝尔编辑。

【24】雅各布·尼德曼（Jacob Needleman），《西藏在美
国》（"Tibet in America"），《新宗教》（The New
Religion）（伦敦，1972），第177页。

【25】荣格演讲"印度对应类比"的摘要，1921年10月7日，收
录于《荣格博士于10月5–10日在曲斯纳赫特–苏黎世的
德语讲座报告》（Bericht über das Deutsche Seminar von
Dr. C. G. Jung, 5–10. Oktober in Küsnacht–Zürich），
奥尔加·冯·柯尼希–法和森费尔德（Olga von Koenig-
Fachsenfeld）（斯图加特，1932），第66–67页。

【26】费厄斯坦，《瑜伽：狂喜的技术》（Yoga: The
Technology of Ecstasy）（韦灵伯勒，1990），第258页。

【27】巴特查理亚：《密教历史：历史，仪式和哲学性研究》，
第324–325页。

【28】费厄斯坦：《瑜伽：狂喜的技术》，第264页。

【29】有关唤醒昆达里尼能量状态的清晰心理描写，请见
戈比·克里希那的《昆达里尼：人的进化能量》
（Kundalini: The Evolutionary Energy in Man），其中有詹

姆士·希尔曼的心理学注释（伦敦，1970）。关于昆达
里尼瑜伽练习方法的全面指导，请参见斯瓦米·萨提亚
南达·萨拉斯沃蒂（Swami Satyananda Saraswati）的《昆
达里尼密传》（Kundalini Tantra）（比哈尔，1993）。

【30】见荣格的《记忆，梦，思考》（Memories, Dreams,
Reflections）（伦敦，1983），第201页，翻译有所修
改。尚不确知荣格采用的具体练习方式是什么，但是，
福勒·麦考密克（Fowler McCormick）回忆了1937年与
荣格进行的一次分析谈话，提及荣格推荐的跟哈他瑜
伽中的放松术很相似的一套练习："荣格博士说在巨大
压力下，可缓解的一件有效之事就是安静地平躺在沙发
或者床上，带着一种意识轻轻呼吸……搅扰的风吹过去
了。"福勒·麦考密克采访（荣格口述历史档案，科德
威医药图书馆，哈佛医学院）第17页。

【31】亚瑟·阿瓦隆（Arthur Avalon）（别名：约翰·伍德
罗夫爵士），《蛇力》（The Serpent Power）（伦敦，
1919）。在荣格图书馆内保存的版本是包含了大量注解
的第一版。伍德罗夫出生于1865年。他在牛津上学，后
来成为一名律师。他是加尔各答高级法庭的法律顾问以
及加尔各答大学的泰戈尔法律教授。从1904年到1922年，
他担任印度政府的常务理事会成员，以及加尔各答高级
法庭的陪席法官。在1915年他被授予爵位，之后从1923年
到1930年返回牛津担任印度法的高级讲师。他在1936年去
世。摘自《谁是谁，1929–1940》（Who Was Who, 1929–

1940）（伦敦，1941），第1485页。尚没有他和荣格有直接接触的证据。

【32】 《六脉轮宝鬘》是博纳南达·斯瓦米的《究竟如意》（Sri-tattva-cintamani）的第六章，于1577年编著。

【33】 海因里希·齐默回忆说："对我来说，印度传统的价值是通过约翰·伍德罗夫爵士的等身著作彰显的。约翰·伍德罗夫爵士，别名亚瑟·阿瓦隆，印度学的先锋的经典作者，首屈一指，他的作品前所未有地涵盖了如此广泛且复杂的晚期印度哲学：密教，这一时代产生了大量吠陀经、史诗和往世书等等；这些都是了解印度智慧，破解佛教和印度教的无数历史问题以及其神话学和符号学的关键所在。"《海因里希·齐默的传记回忆录》（"Some Biographical Remarks about Henry R. Zimmer"），《印度圣象中的艺术形式和瑜伽》（Artistic Form and Yoga in the Sacred Images of India），察柏尔（G. Chapple）和罗森（J. Lawson）翻译（普林斯顿，1984），第254页。

【34】 同上，第639页。

【35】 约翰·伍德罗夫，《夏克缇和夏克塔：关于印度性力派密宗典籍的论文和演讲》（Shakti and Shakta: Essays and Addresses on the Shakta Tantrashastra），第三版（伦敦，1929）。荣格在他的图书馆里收藏有此书的复印版。

【36】 有关昆达里尼瑜伽对意识定位的问题，参见迈耶尔（C.A.Maier）的《荣格的心理学卷三：意识》（The

Psychology of Jung, Vol.3.: Consciousness），由罗斯·蔻依（D.Roscoe）翻译（波士顿，1989），第4章，《意识的定位》（"The Localization of Consciousness"），第47-64页。

【37】莱恩（R.D.Laing），《政治体验和天堂的鸟》（The Politics of Experience and the Birds of Paradise）（伦敦，1985），第137页。荣格认为所谓的病理性经验或许是对唤醒昆达里尼能量的误判，这一观点被李·萨尼拉（Lee Sannella）证实并发展，见《昆达里尼体验：精神错乱还是超验体验？》（The Kundalini Experience: Psychosis or Transcendence?）（加利福尼亚，1992）。

【38】荣格，《荣格合集》，第十一卷。此外，久松真一（Shin'ichi Hisamatsu）于1958年对荣格的采访被发表在题为《与禅宗大师的对话》（"Gespräch mit einem Zen-Meister"）一文中，由罗伯特·辛肖（Robert Hinshaw）和蕾娜·费施丽（Lena Fischli）编辑，收于《荣格的谈话：访谈，演讲，会面》（苏黎世，1986）。

【39】《当代心理学》（Modern Psychology 3），第三卷。1933年荣格在柏林做了一系列主题为解梦的研讨会，其中的核心问题是东西方的思维意识差异，齐默也发表了关于瑜伽心理学的演讲。

【40】贝纳勒斯印度大学（Benares Hindu University）的副注册主任在1967年3月28号给亨利·爱伦伯格（Henri Ellenberger）的信中写道："荣格博士在1937年12月20日

被授予了该大学的荣誉文学博士学位。"加尔各答大学的主任在1967年5月10日给爱伦伯格的信中写道:"法学博士(荣誉学位)的学位在查尔斯·古斯塔夫·荣格博士缺席的情况下于1938年1月7日被该大学在一次特殊评议会上授予……荣格博士因身体微恙并没有参加这次评议会。"(爱伦伯格档案,圣安妮医院,巴黎)

【41】 荣格:《荣格合集》,第十二卷(1939)。在《记忆,梦,思考》一书中记录了更多荣格在印度的见闻。

【42】 福勒·麦考密克访谈,荣格口述历史资料(哈佛医学院科德威医药图书馆,波士顿),第25—26页。

【43】 荣格:《瑜伽和西方》,《荣格合集》,第十一卷,第866页。荣格在印度之旅后,愈发对此观点不疑:"密宗瑜伽如今在印度声誉渐败;因其总是与身体,尤其是与性有关而被诟病。"(《当代心理学》,第三卷,第42页)并且"瑜伽在印度大多变成商业噱头,以吸引欧洲人的眼球"。(同上,第69页)

【44】 荣格:《瑜伽和西方》,第873页。

【45】 在阅读戈比·克里希那的描述后,荣格分析心理学家约翰·莱亚德(John Layard)评论说道克里希那所描述的唤醒昆达里尼的描述和"我的'昏厥经验'非常接近,都有类似的感受,那真是十分恐怖的,同时也伴随着一些神秘的体验,类似精神性欲,我怀疑自己是否经历了这样一种过程——神圣体验包裹下的邪恶结果。我们西方文化中缺乏如此真切的宗教体验,即好的与坏的如

此交融，我们失去了纯洁的神圣玷污（purity of divine dirt）"！（来自约翰·莱亚德写给安东尼·斯塔德伦的信，安东尼·斯塔德伦私人收藏，1968年10月17日）

【46】荣格：《瑜伽和西方》，第875页。

【47】罗曼·罗兰：《新印度的先知》，由马尔科姆·史密斯（Malcolm Smith）翻译（伦敦，1930）。

【48】荣格：《当代心理学》，第三卷，第17页。

【49】同上，第71页。

【50】荣格：《瑜伽和西方》，《荣格合集》，第十一卷，第876页。

【51】达斯古普塔（Dasgupta）：《作为哲学和宗教的瑜伽》，第7页。

【52】伊利亚德：《瑜伽：永生与自由》，第17页。

【53】凯塞林：《哲学家的旅行日记》，第276页。斯瓦米·维韦卡南达（Swami Vivekananda）在1893年举办于芝加哥的世界宗教会议上的演讲产生了深远影响，以及他后来的一系列演说，大大提升了印度思想的地位。

【54】同上，第165页。

【55】关于霍耶尔的信息是从他的著作以及由玛格丽特·迪克斯（Margerete Dierks）所著的传记中所提取的，《雅各布·威廉·霍耶尔，1881–1962》（Jakob Wilheim Hauer,1881–1962）（海德堡，1986）。

【56】《对抗战争的世界宗教》（The World's Religions against War）（纽约，1928），第60页。来自1928年9月日内瓦

预备会议的会议记录，会议旨在部署一个普世宗教和平计划。

【57】 霍耶尔：《瑜伽在心理治疗中的曙光》（"Der Yoga im Lichte der Psychotherapie"），第1页。

【58】 齐默：《一些关于亨利·R.齐默的自传评论》（"Some Biographical Remarks about Henry R. Zimmer"），见《印度圣象中的艺术形式和瑜伽》，第259–260页。齐默的演讲《瑜伽杂谈》（"Einige Aspekte des Yoga"）在1932年6月18日发表，先于昆达里尼研讨会。

【59】 费厄斯坦：《瑜伽的本质》，《重估瑜伽：印度哲学论文》（A Reappraisal of Yoga: Essays in Indian Philosophy），由乔治·费厄斯坦（G. Feuerstein）和米勒（J.Miller）编辑（伦敦，1971），第6页。

【60】 和编者的访谈，1994年6月30日。

【61】 芭芭拉·汉娜（Barbara Hannah），《荣格：他的生活和工作：传记回忆录》（Jung: His Life and Work: A Biographical Memoir）（纽约和伦敦，1976），第206页。

【62】 哈罗德·寇沃德（Harold Coward）：《荣格和东方思想》（*Jung and Eastern Thought*）（德里，1991），第110–111页；约翰·克拉克（John Clarke）：《荣格和东方思想：与东方的对话》（伦敦，1994），第110页。

【63】 迈耶尔和编辑的访谈，见附录三中关于汉娜的疑惑。

【64】 迈耶尔和编辑的访谈。

【65】 1930年10月11日荣格所作的演讲是关于印度并行参照概念

的（见附录一）。1931年荣格同样做了一场涵盖类似内容的演讲。

【66】 这些手稿都是荣格特意为研讨会亲手准备的，包括（1）三页题为《密宗》的亲笔手稿；（2）四页题为《阿瓦隆蛇》的亲笔手稿，其中包括来自《蛇力》（初版）1-76页和210-272页的参考文献和引用；（3）三页题为《脉轮》的亲笔手稿；（4）两页题为《各脉轮描述》的打印稿。

【67】 艾玛·荣格（Emma Jung）写给奥斯卡·史密兹的信，1931年10月12日，见《荣格：与奥斯卡·史密兹的信件》（"C.G.Jung: Letters to Oskar Schmitz"），第95页。史密兹因离世没有参加。

【68】 霍耶尔在1931年11月20日写给荣格的信。

【69】 雅各布·威廉·霍耶尔：《作为解脱之道的瑜伽》（Der Yoga als Heilweg）（斯图加特，1932）。

【70】 霍耶尔的《作为解脱之道的瑜伽》一书中有一章节《荣格，用全新方式了解人类的研究者》，以及其另一部作品《薄伽梵歌新解及其翻译》（Die Bhagavadgita in neuer Sicht mit Ubersetzungen）都收藏在荣格的图书馆，其中都有荣格的亲笔题词。

【71】 霍耶尔1931年11月20日给荣格的信，卡瑟琳娜·罗沃德（Katherina Rowold）翻译。

【72】 荣格1931年11月30日给霍耶尔的信。

【73】 同上。

【74】 荣格1932年3月1日给霍耶尔的信。

【75】 霍耶尔1932年3月22日给荣格的信。

【76】 此数字大概是1200法郎的误写。1933年的心理学俱乐部有在册会员60位,其中约12人居住在瑞士。参加了研讨会的塔德乌斯·赖希施坦因回忆说霍耶尔和荣格的研讨会都各有入场费(与编者的访谈,1994年11月23日)。

【77】 荣格1932年5月10日给霍耶尔的信,卡瑟琳娜·罗沃德翻译。

【78】 荣格1932年6月23日给霍耶尔的信。

【79】 艾玛·荣格给霍耶尔的信,引用于迪克斯的《雅各布·威廉·霍耶尔,1881–1962》,第283页。

【80】 赖希施坦因与编者的访谈。

【81】 迈耶尔与编者的访谈。

【82】 迈耶尔将这些稿件在荣格学院成立时捐赠给学校。荣格在1933年1月11日给霍耶尔夫人的信中说这些绘画“十分震撼”。

【83】 《密宗象征符号的西方并行概念》(Westliche Parallelen zu den tantrischen Symbolen),《密宗瑜伽》(Tantra Yoga),第153–158页。

【84】 霍耶尔,《瑜伽,其脉轮的意义》(Yoga, Especially the Meaning of the Cakras),第1页。

【85】 同上,第8页。

【86】 同上,第14页。

【87】 同上,第13页。霍耶尔对这两种瑜伽的区别被齐默质疑,他认为霍耶尔夸大了两者间的区别。

【88】 同上，第14页。

【89】 同上，第1–2页。

【90】 同上，第19页。

【91】 迈耶尔与编者的访谈。

【92】 赖希施坦因与编者的访谈。

【93】 弗莱德里克·施皮格伯格（Frederic Spiegelberg）的访谈（荣格口述历史档案，科德威医药图书馆，哈佛医学院，波士顿），第1–2页。

【94】 汉斯·特吕布（Hans Trüb）给马丁·布伯（Martin Buber）的信，1932年11月27日，布伯档案，耶路撒冷希伯来大学。编者译。

【95】 赖希施坦因与编者的访谈。

【96】 霍耶尔1932年11月11日给荣格的信，卡瑟琳娜·罗沃德翻译。

【97】 荣格1932年11月14日给霍耶尔的信，《荣格书信》，第一卷，第103页。

【98】 霍耶尔：《德国虔信运动起源》，见霍耶尔，海姆（K.Heim），亚当（K.Adam），《德国新宗教：德国虔信运动》，斯科特·克瑞格（T·Scott-Craig）和戴维斯（R.Davies）翻译（伦敦，1937），第29–30页。

【99】 《复杂心理的文化意义》（Die kulturelle Bedeutung der komplexen Psychologie），心理学俱乐部编辑，苏黎世（柏林，1935）。

【100】《荣格合集》，第十二卷。

【101】迈耶尔1993年10月25日给编者的信。

【102】霍耶尔在3月8日的日记里写道："我对这些人来说太'德国'了。"引于迪克斯的《雅各布·威廉·霍耶尔，1881–1962》，第297页。

【103】米尔恰·伊利亚德的访谈，荣格口述历史档案，第11页。

【104】霍耶尔《瑜伽：一种到达自我的印度之路》（Der Yoga: Ein Indischer Weg zum Selbst）（莱比锡，1958）。

【105】同上，第5页，编者译。

【106】引自迪克斯的《雅各布·威廉·霍耶尔，1881–1962》，第298页。

【107】霍耶尔：《瑜伽》（Der Yoga），第419页，编者译。

【108】同上，第421页，编者译。

【109】伊利亚德：《瑜伽：永生与自由》，第249页。

【110】同上，第252页。

【111】寇沃德：《荣格和东方思想》，第123页。关于对荣格对瑜伽解读的批评，参见理查德·琼斯（Richard Jones）的《荣格和东方宗教传统》（"Jung and Eastern Religious Traditions"），《宗教》，9期（1979），第141–155页。而相关的赞赏，参见汉弗莱斯（F.Humphries）的《瑜伽哲学和荣格》（Yoga Philosophy and Jung），《瑜伽士和神秘主义者：印度学和比较神秘学研究》，卡尔·维尔纳（Karl Werner）编辑（伦敦，1989），第140–148页。

【112】荣格1932年1月25日给费特（A.Vetter）的信，《荣格书信》，第一卷，第87页。叔本华关于印度的学说，参见

施瓦布（Schwab）的《东方文艺复兴》（The Oriental Renaissance），第427–435页。

【113】荣格：《幻觉研讨会》（The Visions Seminar），第七卷，第30–31页。荣格和李·萨尼拉都对西方人的昆达里尼体验做了与东方经典描述有分歧的描述："根据经典模型，当昆达里尼能量唤醒后，它会从脊柱底部一直沿着身体的中轴上升，直到到达头顶……相比之下，（我们发现的）临床表现是昆达里尼能从腿部和背部上升到头，再下降到脸，通过喉咙，最后回到腹部。"见《昆达里尼体验：精神错乱还是超验体验？》，第106页。

【114】关于原型意象，参见爱德华·凯西（Edward Casey）的论文"原型想象"（"Toward an Archetypal Imagination"），《泉：原型心理和荣格心理学派思想年刊》（1974），第1–33页。以及彼得·毕晓普（Peter Bishop）的论文《原型意象：噶玛噶举派谱系》（Archetypal Topography: The Karma–Kargyuda Lineage Tree），同上（1981），第67–76页。

【115】荣格：《荣格合集》，第十一至十四卷。

【116】荣格：《当代心理学》，第三卷，第107页。

【117】戈比·克里希那：《昆达里尼于新世纪：戈比·克里希那文选》，第43页。托马斯·克莱瑞（Thomas Cleary）在新译版的《金花的秘密：中国经典生命之书》（旧金山，1991）中批判性地评论了荣格给《金花的秘密》所作的评注。

【118】例如戈比·克里希那曾试图将其理论和后达尔文主义结合：“昆达里尼代表了人类的进化机制。”《昆达里尼于新世纪：戈比·克里希那文选》，第87页。

【119】关于后殖民主义语境中的混杂概念的重要性，见霍米·芭巴（Homi Bhabha）《文化定位》（The Location of Culture）（伦敦，1993）。

【120】荣格：《〈金花的秘密〉评注》，《荣格合集》，第十三卷，84页。

【121】荣格：《致阿贝格：〈东亚异见〉》（Foward to Abegg: Ostasien Denkt Anders），《荣格合集》，第十八卷，第1483页。

【122】关于西方心理学和东方哲学的相交，见尤金·泰勒（Eugene Taylor）的《对经典东方心理学研究的当代兴趣》（Contemporary Interest in Classical Eastern Psychology），《亚洲对心理学的建树》，由帕兰杰佩（A.Paranjpe），霍（D.Ho）和里伯（R.Rieber）编辑（纽约，1988），第79–119页。

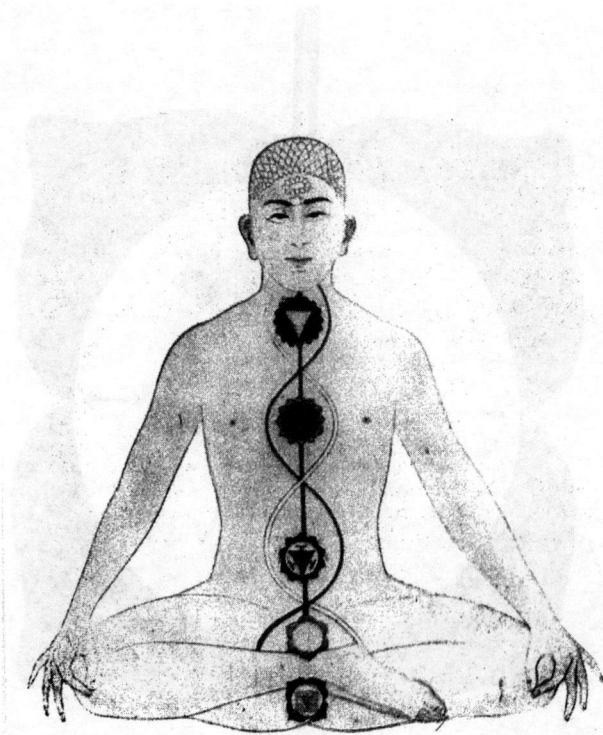

1. The cakras

脉轮

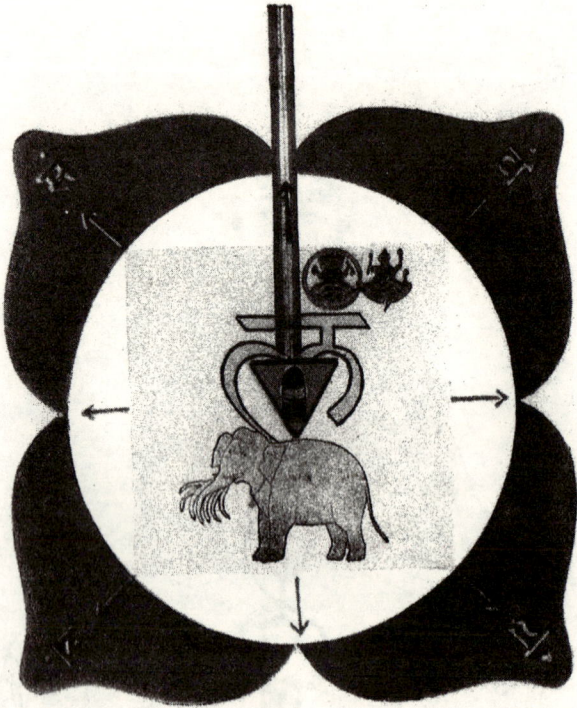

2. *Mūlādhāra* cakra

海底轮

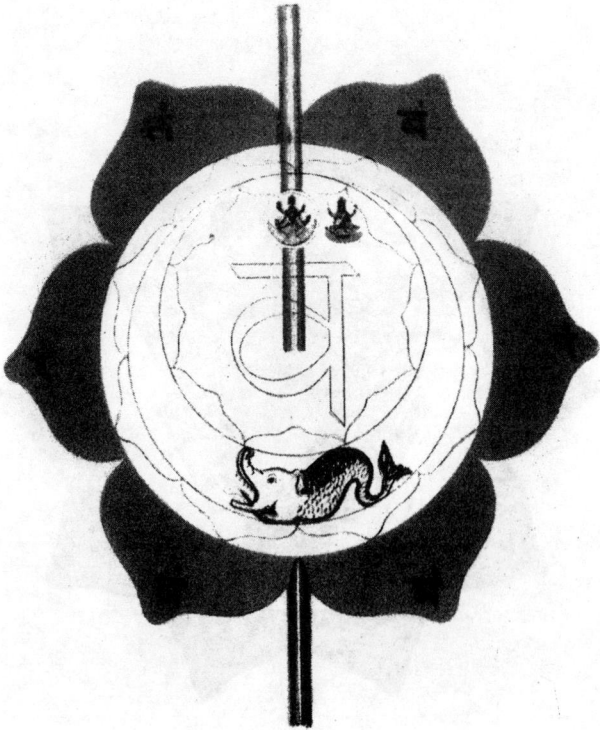

3. *Svādhiṣṭhana* cakra

生殖轮

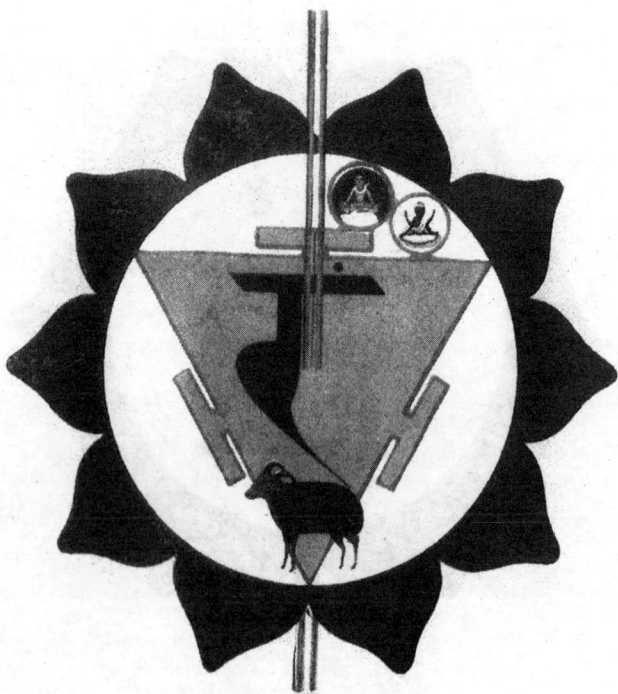

4. *Maṇipūra* cakra

脐轮

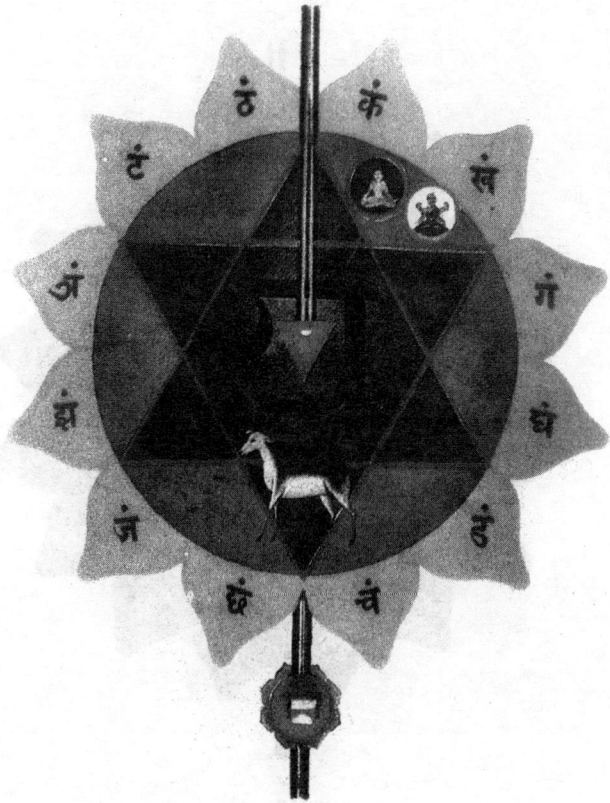

5. *Anāhata* cakra

心轮

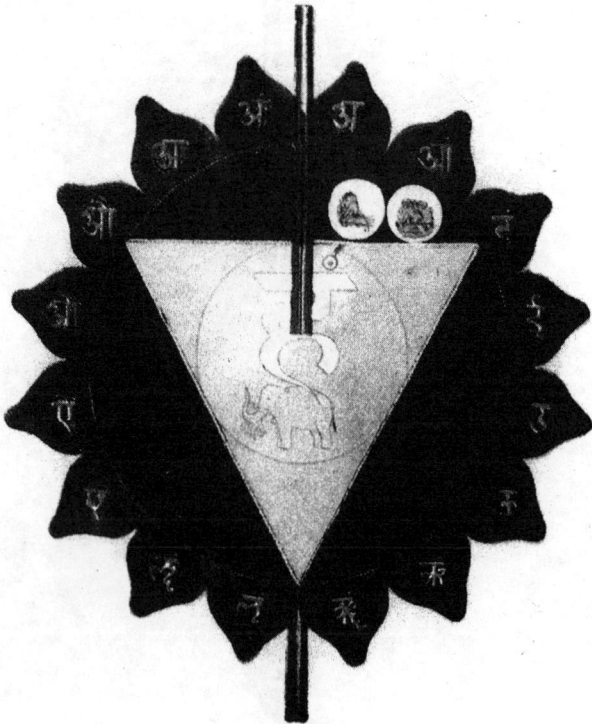

6. *Viśuddha* cakra

喉轮

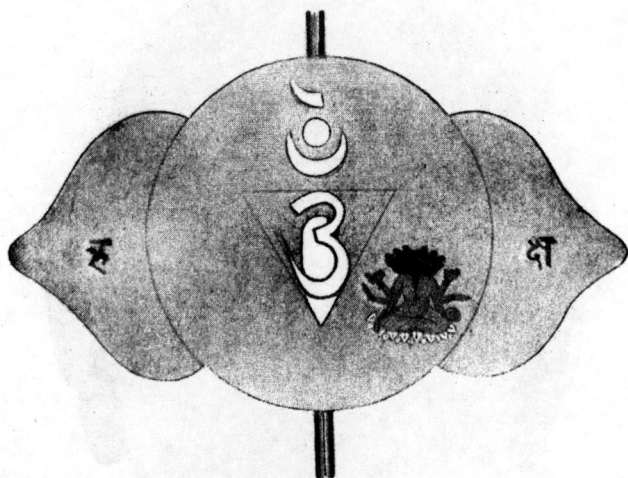

7. *Ājñā* cakra

眉间轮

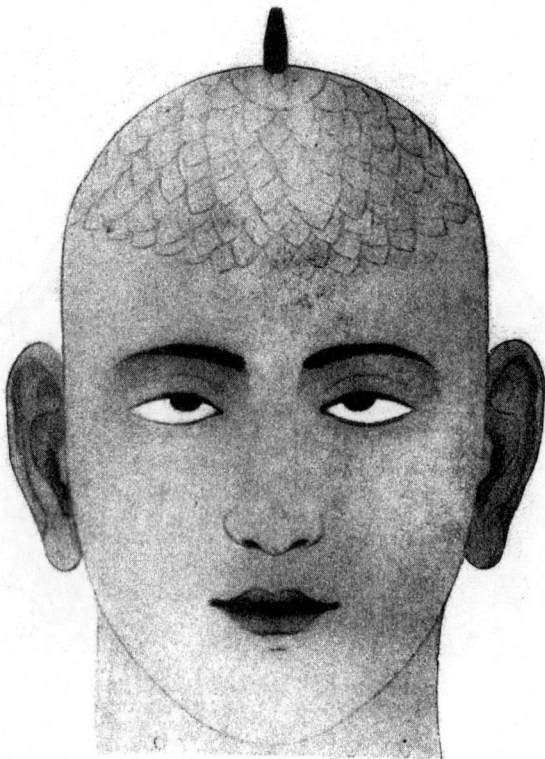

8. *Sahasrāra* cakra

顶轮

瑜伽和精神分析的对应概念

时间：1932年10月12日

荣格博士： 女士们先生们，我们刚做了一场关于密宗瑜伽的研讨会[1]，但伴随这样的讨论主题而来的通常是大量的误解，因此我在这里想花一定的时间来针对你们可能产生的问题进行讨论和阐述。鉴于我之前有提到过关于脉轮的理论[2]，所以我想即使是没有参加过研讨会的朋友也会对此感兴趣的。此外，我们目前收集到的关于意象的图片资料，让我们的探索到达了一个可以与密宗瑜伽中的观修图像进行类比的阶段。不知你们是否还记得，我曾经向大家介绍了一个患者，她用自己的幻想，在自然、宁静、无干扰的状态中创造出一个曼陀罗（mandala）①。在春季研讨会上的最后一个小时里，我还给大家展示一幅自发创

---

① 原意是圆形，后成为一种围绕圆心有序展开的绘图方式。在密宗传统中代表某种能量中心的状态，或是描述某种宇宙模型。——译者注

造出的曼陀罗，图像是一个儿童在圆圈中，而患者则试图与这个儿童产生连接。[3]通过这个曼陀罗，我们进入到密宗瑜伽里的图形象征。因此我们目前的讨论与我们的主旨并非无关，而是切合我们所做的工作。事实上，我们之前的研讨会已经引领我们认识了密宗瑜伽里的心理学，我个人也将此称为曼陀罗心理学。

我想先回答贝尔沃德女士（Mrs. Bailward）的问题，她的问题是："我理解'假我烦恼（klesa asmita）'包含了'成为个性的种子'，以及嗔恚（klesa dvesa，字面含义为二重性）意为'分裂为二'或憎恶[4]。霍耶尔教授所指是个性或自性化（personality or individuality）吗？当个人开启自性化过程之后，憎恶心是如何在根源深处造成分裂的？"

Klesa有两个意思，一个是分别、区分，以成就个性、自我，同时还有憎恨的层面。Klesa是一种冲动，是力比多能量第一次从无意识中显现的自然本能形式。力比多是一种心理能量最简单的展现形式。[5]而我们看到，密宗的教导指出人有创造某种自性的欲望，某种以此为中心的东西，并与其他东西区别开来，那么这就是Klesa所谓的分别。而这就是西方心理学术语中所谓一种自性化的冲动或本能。

自性化的本能在生命中随处可见，因为在地球上没有任何一个生命不是个体的（individual）。每种生命都以区分于他者的形式存在而自然而然地展现自我，否则生命将不存在。生命深处的冲动驱使其发展出一个尽可能完善的个体。例如，一只鸟用它所有的羽毛、颜色、体形使其归属于某一特定种群类别。因此，成为圆满（entelechia）——自我实现的冲动，自然而然地驱使人成为他自己。如果人能被给予一个机会，一个不被障碍以及许多纪律限制的、让他成为他所注定的样子的机会，他一定会以他自己的形式成长。所以包含个性萌芽的烦恼（klesa）也可以被称作自性化的烦恼，因为我们所说的个性是自性化的一个方面。即使你不成为一个实现圆满的自我，你也至少成为一个人；你具有一定的意识。当然，这不是整体，只是一个部分，也许你的真实自性仍然在某种遮蔽之中，而在表面显现出来的是一个整体中的一个单位。一个人未必能觉察到自己的整体性，关于"你是谁"这个问题，也许他人能比自己看得更清楚。所以说个体性（individuality）总是无处不在的。任何有生命的事物都是有个体性的——一只狗、一株植物，任何活着的东西——但这不代表它们都对其自性有意识。比如一只狗就对自性的了解极其有限，但它仍然在许多方面可以表现出个体性。对于大多数人来说，无论他们如何思考自己，都是同样的自我（egos），但与此同时，他们也是不同的个体（individuals），几乎可以说他们是个体化了的（individuated）。因为他们从生命初期开始以来，已经增加了相当的个性了，尽管他们对此没有意识。自性化只会在你对此有意识的情况下发生，但个体性从你一存在就具有了。

贝尼斯夫人（Mrs. Baynes）：我仍然没有明白"憎恶"，devsa又是从何而来的。

荣格博士：憎恶的功能是让人去分别，是将事物区分开来的力量。即使是在相爱的两个人里面我们还是能看到这样的力量：一开始两个人几乎不分你我。这其中充满了"神秘互渗"（participation mustique）①，于是他们需要发展出憎恶来将彼此分开。不久之后，这种憎恶之情变得一发不可收拾：他们彼此抗拒以赶走对方——否则他们将处于一种自己无法承受的普遍无意识当中。在心理分析中这也常见。在一个夸张的移情现象里，不假时日便会出现相应的对抗。这也是某种特定的憎恶。

古希腊人用弗卜斯（Phobos②）——恐惧来取代憎恶的说法。他们说首先产生的是厄洛斯③（Eros）或弗卜斯，不同的人根据他们的性情喜好使用这两者。乐观主义者说本质是爱，悲观主义者说本质是弗卜斯。而恐惧比憎恶使人更具有分别心，因为恐惧驱使人逃跑，使人离开危险之地。

---

① 神秘互渗是荣格用来描述投射性认同的术语，意为一种主客体融合的状态，在该种状态中参与者体验到自我界限的消失，达成融合的状态。这是人类心灵的本质特征，是自性化过程的必经阶段。——译者注

② Phobos：希腊神话中对恐惧的人格化，也就是恐惧之神。——译者注

③ Eros：希腊神话中的爱神，双眼被蒙住象征爱情的盲目——译者注

我曾被一个印度人问到这样一个问题:"一个热爱上帝的人,比一个憎恨上帝的人需要更多还是更少的神迹才能达到他最后的救赎或解脱呢?"现在你们会对此如何作答?当时我自然是放弃了回答。然后他说:"一个热爱上帝的人需要七次神迹去获得圆满,而一个憎恨上帝的人只需要三次。因为后者会比前者更多地思考上帝并执着于祂。"这话在某种程度上很有道理:憎恶是一种强有力的黏合剂。所以对我们而言,希腊人的弗卜斯也许比憎恶更好地诠释了区分这一原则。一直以来,在印度有着比希腊更多的神秘互渗,而西方人的思维比东方人更具有分别力。西方的文明在很大程度上依赖于希腊的先哲智慧,因此对我们来说,说恐惧比说憎恶更容易理解。

克劳利夫人(Mrs. Crowley):但是在脉轮学中,最重要的一个手印显然是为了驱散恐惧的。

荣格博士:是的。但是神总是携带着武器,而他们的武器可不是为了展现什么特殊的爱的。

沃尔夫小姐(Miss Wolff):我刚才做了笔记,我想我能理解贝尔沃德夫人的疑惑。霍耶尔教授曾使用德语描述"hasserfüllter Zweiung"(充满仇恨的分裂),但这并不确切意味着一分为二;而是意味着一个主体对抗一个客体——这包含两件事物的参与。[6] 对此的英文翻译并不能非常清晰地表达这一点。

荣格博士:Entzweiung意味着分裂。现在还有其他问题吗?

贝尔沃德女士：我的意思是，瑜伽士会将憎恶的状态看作建立自性化的必需条件吗？

荣格博士：是的，他们会不可控制地这样认为。在所有瑜伽的过程中，无论是经典瑜伽还是昆达里尼，其自然而然会有一种倾向，使得个体成为一个既存在又不存在的完整统一体，就如同梵天的神一样是"一"。

接下来的问题是："一旦建立起自性，人应如何将憎恶从内心撕扯根除出去？"

沃尔夫小姐：霍耶尔教授提到Klesa的两个方面。[7]在不完全条件下，从粗质（sthula）的方面来看，想成为主体以取代客体性的强烈欲望与憎恨掺杂。但在精微（suksma）的方面来看，这种强烈欲望则变成了成就个性的动力。

荣格博士：是的，这是在此类所有术语中一个非常重要却又非常使人迷惑的概念。我们必须对粗质和精微的概念有所区分。[8]我不会谈论那些被霍耶尔教授称为形而上学的超验方面的理论。说实话，那些理论对于我自己来说也是一团迷雾。所以我就不拿自己冒险了。所谓粗质的层面，就是我们能见之物。精微的层面则是我们揣测之物，或者是我们从观察事实中得出的抽象或是哲学性的结论。当我们看到人们用"自我意识"来给自己筑起防御，从而对他人在情感上采取拒绝和仇视的态度，这就是所谓的粗质层面，并且我们也只看到被称作"dvesas"（嗔恨）的klesa的憎恶层面含义。但如果我们更进一步地理解，我们会猛然发现这些愚蠢的憎恶之情、个体之间的抗拒之情，都仅仅是非常重要且深沉的内在之外显。

这里举一个实际的例子：一个人抱怨他总是无法与他妻子或任何他所爱的人共处，而他与他们之间总是有着嫌隙甚至对抗。如果分析此人，你会发现他一直与他所爱之人处于"神秘互渗"的关系中。他常与他人纠缠在一起，直到他发展出区别于他们的个体性质。因为与他人的纠缠是与自性化过程相违背的。此后他们将因彼此间自然的对抗性而分开。我对他说：

当然了，总是陷入争端是让人悔恨的事，但你能意识到你自己在做什么吗？你爱某人，你与之共鸣融为一体，那么自然你会让自己处于你所爱对象的上风，用你非常明显的自我个性压制他们。你对待他们就好像他们是你本身，你们之间也当然会出现对抗。这是这些人自性化过程中产生的暴力，也是对自性的一种罪行。这些对抗是一种最有用也最重要的本能，你经历对抗、争吵、失望，然后最终真正意识到自性，并且憎恶感也不复存在。

这就是所谓精微层面。

如果一个人完全了解这点，他一定会赞同并且不再担心。因为他知道当他爱上谁之后很快也会厌恶谁。于是他会在起起落落中不藏喜悲，肆意宣泄，就像梯尔·欧伦施皮格尔一样[9]（Till Eulenspiegel，14世纪德国一个传奇式农民，其恶作剧成为许多传说的主题）。他也会意识到生活的矛盾——他无法成为完美的，甚至无法一直保持自我。而我们总是设法保持某种自我，以用清晰明确的态度应对人生中种种情况。但这是不可能的——这种希求是片面的，而我们都是多面的。大家可以看到，如此的分析过程，通过解释情绪的精微层面，也就是在理解、抽象、理论和智慧层面上，从根源上拔除了憎恨。因此我们知道了何为人之可悲习性，比如，在粗质层面上不可控制的情绪或难以解释的争端，在精微层面看来是相当不同性质的现象。

第二个问题："在心理学上是否有对应塔特瓦[10]（tattva，真性，英文有时译作thatness，真如）以及桑卡拉[11]（samskara，业行，意为由前世及今生经验留在无意识中的印迹，由此人生观产生特定喜好，影响人的性质，待人接物的反应和意识状态）的概念？"首先，关于桑卡拉，在心理学上仍属于精微层面的探讨。术语力比多，或者能量（energy）一词，就是一个解释塔特瓦的好例子。它不是一种实体，而是一个抽象概念。能量在自然界是无法被观察的，或者说它并不是"存在"的物质现象。自然界中的存在是一些自然力量，如瀑布，或一道光，一团火，一种化学反应。我们现在使用"能量"这个术语，但实际上它并不实际存在，尽管你可以去燃气公司买到我们所说的"能量"，但咎其本义只是一种比喻意义上的能量。能量准确来说实际上是达到一定强度的物理力量的抽象的构想。也是自然力量在精微层面上的概念，在这种层面上，其本身不具有任何实体显现，只有真性、本质、抽象。你们看东方思维是非常具体化的，尤其是当其涉及得出一个结论或建立某种抽象概念时体现得尤为突出，它们可以把这种概念视觉化或听觉化，变成几乎可触碰的实体。然而这种建立概念的过程对西方人来说却显得不够真实。就像对于能量这一众所周知的概念，甚至任何一个东方工匠都可以对它发表评论。于是人们很自然地以为能量一定是一个可以被放到瓶子里，并且可以买卖的有实体的东西。这就是东方的具象思维模式。而事实上，能量并非是实在的，它是事物的一种同质性，或者说，是各种物理作用过程的强度。在东方，当人们提到塔特瓦时，他们会将这个概念接收为一个已经存在于自然界的东西，各位请注意，这个概念对他们来说是一个完全的存在，就像塔特瓦对于他们来说是可见的一样。我不知道在座的各位是否有过关于塔特瓦的视觉幻象，但对于他们来说，也许确实可以视觉化任何无论有多么抽象的概念。所以，塔特瓦虽然在东方具有实在性，对我们来说只有一个精微层面的意义，是一个抽象概念。能量的概念用于解释这个现象非常的适合，但仍有许多其他类似的类比例子，比如重力原则，原子或电子的概念，等等，都可以对等于塔特瓦。在心理学中，其并行概念就是我之前说过的，同样只是一个构想性概念的力比多。

现在来看桑卡拉，如果这个概念在东方意识中也是一个实体存在物，那么在我们的文化中则没有任何对应类比概念。我们无法具象化这些东西。 桑卡拉是一个彻底的哲学理念，并且只有我们相信灵魂转移、轮回转世等先验的理论才能让桑卡拉的概念在一定程度上具有确切意义。我们关于基因以及集体无意识的学说可能最大程度上接近于桑卡拉的概念。我们的心智在婴幼儿时期绝不是一张白纸。无意识中蕴藏丰富的原型意象。原型是有创造性的幻想的必要条件、遵循法则和限度所在，因此也是桑卡拉在心理学上的对等物。但请你们注意，在东方认知中桑卡拉的理论与原型有太多不同之处，以至于一个印度人可能会对我所作类比提出异议。但原型意象是我们能找到的最接近概念了。

赖希施泰因博士：我想请教一下粗质层面的含义。我理解的粗质层面就是物质方面，而精微层面则是心理方面，而不仅仅是指抽象层面。因为它不能仅仅在智性上被理解，它是一个与其他事物相连接的特殊存在。

荣格博士：你说的相当正确。但是事物的心理层面也暗含着其哲学意义。比如说，拿一把椅子的心理层面举例：它既有粗质层面，也有精微层面。椅子是一个物理现象，所以显然这是一个粗质层面。而它的精微层面则不易发觉——椅子是一种观念。就像在柏拉图学说中关于理想形象（eidolon）的教导，对一个事物的理想形象是一个精微层面。但在柏拉图学说中我们仍可以看到具象思维：柏拉图认为所有事物都只是衍生物，或者说是对理想形象的不完整模仿，而理想形象是储存在一个天堂般的仓库中，那里有着我们这个世界上所有事物的标准化样本。因此我们这个经验世界中的一切物质形式都是衍生于那个标准化仓库中的理想形象。这种观点就属于精微层面，或者你可以说是事物的心理层面。不过柏拉图所理解的真实存在的理想形象，对我们来说只是心理学上的概念，甚至只是幻觉或者假设。假使我们暂且认为确实存在一个天堂模型仓库，尽管我们不能确信，但是如此的认知并不能让我们制造出事物。如果一个原始的心智认为一个事物是如此就会确信是如此——就像梦境对他们来说就像这把椅子一样真实——他们一定也会非常努力地避免思考一些特定的事物，以防其轻易地实现。我们现在其实也是如此——每当我们满口胡言之后就会去摸摸木头。

迪博尔德夫人：精微层面是否能与康德的物自体①概念相对应？

荣格博士：是的，同样也可以与康德所使用的另一个术语——本体（noumenon）对应。本体是一种概括事物的精神本质的观念。你们已经知道，康德是一个非常具有批判性的人物，在《纯粹理性批判》[12]一书中他对物自体的解释是纯粹负面的边缘概念，这一概念并不能保证物自体是存在的。他制造出这一概念仅仅要表达在世界现象之后的事实，而对于这个世界种种的现象我们是词穷

---

①　Thing in itself/ das Ding an sich，意为存在于人们感觉，在认识之外的客观实体，是不可知的终极实在，却又是现象的基础。——译者注

的。而在康德的心理学讲座中，他提到本体的复数形式（a plurality of noumena）——事物的本体是多种的，这个说法与《纯粹理性批判》中理论是相矛盾的。[13]

克劳利夫人： 那不是一种心理原型吗？

荣格博士： 柏拉图的理想形象当然是原型。原型这一术语的本源来自于圣奥古斯丁，他最先将其用作柏拉图所说之意。如此看来，他可以算作一位新柏拉图主义者，就像如今的许多哲学家一样。但对于这些哲学家来说，理想形象并不是一个心理学概念，而是一个实体化之物，也就是说他们将之视为一个根本原理，我想这个词是最合适的说明了。请注意，是根本原理（hypostasis）而非假说（hypothesis）。假说是我就某个事实现象作出解释，但我仍很清楚，我仅仅是假定了某种情况，而我的结论仍需进一步证明。假说的含义是将一个不存在之物置于一个存在之物之下。Unterstellung是它的德语形式，据我所知，这个词好像没有意义完全对应的英文。根本原理可能是一个假定，或者可能还有对立的暗示上的细微差别。现在，让我们明确根本原理的含义是作为某个事物基础的本质。

戴尔先生： 根本原理的根据来自于何处？

荣格博士： 根本原理hypostasis来自于希腊文中的一个动词Histemi（树立），hypo的意思是在下方。同词根的还有一个希腊词ikonostasis，是指希腊正教教堂中竖立着圣人雕像的祭坛后面的背景。圣人的画像被称为ikon，因此ikonostasis就是圣人画像或雕塑所放置的地方，通常是一个雕塑底座或者一堵贴画像的墙。制造一个根本原理的意思就是发明一个悬在空中的主体，因此它并没有任何根据，但是你可以假定它有，并且把它当成真实实体。比如，你创造了一个叫作塔特瓦的概念，并且声称它绝不仅仅只是一个字，一个没有任何根据仅为一串你吐出的气息而已。你把它当作一个实体，一种事物的本质；它是真实的——基于某个支持其存在的基础的。自立体总是包含着事先对事物的真实存在的假设，而我们的自然原始心智总是倾向于将概念视为实存。哪怕我们进化到现在，我们仍有那么些迷信，仍相信着许多根本原理。

戴尔先生： 是重力的根本原理让苹果落了下来。

荣格博士： 是的，你已经将重力认为是一种让苹果掉下来的实在。或者再举一个例子，在康德关于假设上帝存在的著名讨论中，他说道："上帝在，上帝不在（God is，God is not）。"——当一个人说上帝存在时，这仅为他的说法，他的说法并不能说明上帝存在。他可以说上帝存在，但可能他也说不存在。但是当你把上帝概念当作实体时，当你谈论上帝时你就把他看作真实存在了。你创造了上帝，所以他成为现实。人可以仅仅通过宣称而创造一个最不幸的悲剧，这就是阿尼姆斯的作用，也是人总是在阿尼姆斯中抗拒的原因。就像你把房子点着了，但是你认为你是在屋子外面生的火，你说："啊，我本来是想……"但不幸的就是房子被烧了。

贝恩斯夫人： 那么所有仍在探索中的法则、原理不都是旨在成为根本原理的吗?

荣格博士：能确定的是，它们在这个过程中有着风险。一旦一个假说被事实证明其可适用性，它就试图成为一个真理，一个根本原理。人们会完全忽视它只是假说，只是我们有意创造的一个武断的理论。

克瑞菲尔德博士：弗洛伊德的性理论可以被称为一个假说，而后来则成为根本原理。

荣格博士：没错。弗洛伊德的性理论通过一定数量的事实，证明其合理性，然后就有人把它当作必然真理。现在我们看到这仅仅是构想性的理论。在密宗瑜伽中，也有许多理论仍需进一步从心理学角度加以解释。

索伊儿夫人：当霍耶尔教授提到脉轮时，他将脉轮中的图画称为曼陀罗。我们是否能将整个脉轮称为曼陀罗？

荣格博士：脉轮有时也被称为曼陀罗。当然，霍耶尔博士在把它们叫作曼陀罗时，并没有赋予它们我们所理解的技术性含义。他把所有脉轮中的图画称为帕德玛（padma），莲花，或是脉轮。[14]曼陀罗的意思是环、圆；它可以是指一个有魔力的圈，也可以指一整套、全集。吠陀经中一系列的章节就组成了一个全集，被称为曼陀罗。例如其中第三个全集，第十章第15句——此处曼陀罗就是这套全集的名字。

索伊儿夫人：但是他也将一个方形称为曼陀罗。[15]

荣格博士：是的，事实上任何自然地包含在某物其中的事物都是曼陀罗，这一点你尤其可以在喇嘛教的图画中看到。【16】曼陀罗，莲花，是在里面的，然后是有着四面围墙的城坛、寺院，这一切都被有魔力的圆圈包围着，在最上面的是神明，在下面的是山岳。曼陀罗一词对于我们来说被赋予了在印度所没有的神秘而重要的意义，在印度它仅仅是央陀罗①【17】的一种，被用作喇嘛教和密宗瑜伽修习时的一种工具。大家请注意，密宗教派在印度并不为人熟知。你可以去随意问一百万个印度人，他们可能都对此一无所知。就像你去问一个最高贵的苏黎世市民何为中世纪烦琐哲学一样。②如果你问一个印度人什么是曼陀罗，他可能会说是一个圆桌子，或者任何圆形物体。但是对我们来说，曼陀罗却是一个有特殊含义的术语。即使在密宗教派里，曼陀罗也没有我们所认知的重要含义。我们对它的理解，可能与西藏喇嘛教中对曼陀罗的理解最为接近了。但这也很难确定，因为关于西藏喇嘛教的书籍近期才被翻译出来，还不到十年历史。这些密宗书籍中的基础经典之一就是由伍德罗夫爵士所翻译的《胜乐根本续》。【18】

---

①　Yantra，坐禅冥想时所使用的线形图案。——译者注
②　原指西欧中世纪占统治地位的一种基督教哲学——经院哲学。它的特点是离开现实，只是采取一种形式主义的抽象推理方法，从教条主义做出烦琐空洞的结论。后来人们把它转义为一切脱离现实、无意义的钻牛角尖，咬文嚼字，死啃书本，只顾一切的概念和推理而不顾现实，罗列一大堆表面现象，拼凑一大堆枯燥无味的条文，使人不得要领等情况称为烦琐哲学。——译者注

巴克尔博士：霍耶尔教授说在代表水域的第二脉轮[①]的影响下，人将自我毫无保留地跳入生命的洪流中。[19]但是这个第二脉轮所控制的区域对我们来说仍然高高在上难以企及。这种解释让人难以理解，因为在我们看来，一个成年人不加保留和控制地生活，应该是一种退化。

荣格博士：您问这个问题的时候扮演了一个迷惑世人[20]的角色。您拿到一个非常具有迷惑性的问题，当您试图将此问题转换为心理学语言时，您就得出了惊人的结论。我们拿看起来很简单的海底轮（muladhara）来说[21]，它在生理学的位置是处于会阴附近，然后你就认为自己了解关于海底轮的全部了。但是海底轮从心理层面来讲到底是什么呢？你以为它就是腹部下方的一块区域，跟性或者其他一些让人羞于启齿的功能相关。但这些并不是海底轮，它跟这些认知是毫不相关的。也许我们应该先看一下第二脉轮。[22]

在第二脉轮的曼陀罗图中有海，一只海兽在整个脉轮系统的上方。[②]这里，海兽喻指被压抑在无意识中的真实自我，在长期压抑过程中，人对于真实自我的诸多状态、

---

① 通常的说法是人体有七个主要脉轮，从身体较低部位往上按序顺数，依次为海底轮、生殖轮、脐轮、心轮、喉轮、眉间轮、顶轮。下面三个脉轮的翻译经常出现不同版本，但脉轮位置通常不变。海底轮在生殖器与肛门之间，生殖轮位于脊柱低端到骶骨丹田区域，脐轮为肚脐周围区域。——译者注

② 这只海兽是鳄鱼摩伽罗，Makara，是掌管神圣恒河的恒河女神最爱的坐骑。——译者注

想法会持恐惧心理，认为它不符合一直以来树立的价值观或性格，是邪恶的、危险的。但事实上我们发现这些东西总是在我们的意识以下——也就是无意识中。因此生殖轮（Svadhisthana）对我们来说也是难以一言概括的。你们曾体验过它吗？你们中的一些人可能会声称自己曾体验过无意识，就像沉溺深海中一样，并且在那里看到了这样一只大海兽。假设你真的有过这样一趟深海之旅，曾遭遇海兽并与之搏斗。这意味着你来到了这第二个中心，一片水域——生殖轮。但是你接着又到了海底轮吗？取得这个进展有着相当大的困难。你很可能对于我所解释的海底轮有着困惑。在我看来，海底轮是一个完整的世界，事实上每个脉轮[23]都自成一个完整的世界。也许你还记得那幅关于我的一个病人的图画，在那幅图里她被缠绕在一棵树的树根处不得脱身，而她上身在不断向上面的光明伸展。[24]现在请问，这个女人被缠绕在树根处时，她本身是处于哪里？

回答：海底轮。

荣格博士：是的。那么在何种情况下我们会在现实中看到这种景象？

汉娜小姐：是自性（self）在沉睡的时候吗？

荣格博士：当然，自性（self）在这种情况下是处于休眠的。那么在哪个阶段自性（self）是休眠的而自我

（ego）是清醒的？[①]在理性世界中，我们每个人自然都是通情达理且得当体面的，就像有些人概括的那样：被改造后的个体。每件事情都进展顺利，吃午餐，赴约，我们都是无比正常的处于不同阶段的好市民，我们承担着各种责任，如果不是发神经的话，必须承担起这些责任，它们都是我们必须履行的义务。所以说我们有着使我们盘踞于此的根，它也是我们的根本支撑（root support，根本支撑是muladhara海底轮的字面翻译。），我们因此而扎根于这个世界，也因此有了基本的行为基础——例如你在街上坐车会付钱，去剧院会向服务员买票——这些都是你触及你的根本所在后在现实中的体现。然后你的自性就沉睡了，这也意味着所有有关于神明的意识也跟着沉睡了。

在这个让人吃惊的言论之后让我们来检视一下这种解释是否正当，我自己也不确定，我甚至能确信霍耶尔教授会驳斥我以上所言。要解释这类问题，发言人需要大量的心理学依据，才能让其所论迎合西方式头脑。如果我们不做极大努力，并且不敢于承认在向西方思维同化这些含义的过程中会出现大量错误，那么我们就很容易被荼毒。因为这些符号具有极强的渗透性。它们渗透到我们的无意识

---

① 在荣格的人格发展理论中，自我ego是人的意识中心，而自性self是全部人格的中心，包含意识和无意识。自性有着一股要达成完整人格的动力。人格的演变，是将人格中心从自我ego走到自性self，用意识中心的自我ego去照亮无意识的领域。荣格将许多神话故事看作是人格发展过程的隐喻。——译者注

当中，但是对我们来说它们并非与生俱来——它们是外来的异物（corpus alienum）——它们抑制心理原本自然的成长和发展。这对于西方心灵来说是第二次发育或者是一次毒害。所以，一个西方人，必须有英雄般的勇气和努力才能掌握这些东西，采取某些方法对抗它们对于自身的影响。可能你们不能完全理解我所说的，那就请将这当作一个假设的理论吧，尽管这几乎是一个真理。我已见证无数西方人因为对这类信息吸收不当而给自己带来危险影响的情况了。

如果我们认为海底轮是我们所能站立的根基，那么它就必须是我们有意识的理性世界所在，因为现在我们就是站在这里，站在我们所扎根的土壤之上，这大地有着东南西北四个方位。我们就在这块方形的代表这世界的曼陀罗当中。所有关于海底轮的解释都适用于这个世界。在心智世界里，人类只是各种冲动、本能、无意识、神秘互渗的受害者，我们栖息于黑暗和无意识的深渊。我们不幸地成为环境的牺牲品，理智在此时无足轻重。的确，当时空宁静，我们内心没有太多波澜时，也许我们还可以用一些技巧来应对自身的蒙昧。但一旦内心平静打破，比如一场战争或革命来临，一切所作的挣扎都功亏一篑，人类取得的所有在心智上的进展都会毁于一旦。

此外，当我们处于这个三维空间，言行完全符合理智时，我们并非个体性的——我们就像海里的鱼。只有极少的机会我们能略微与第二个脉轮连接起来。这种少见的情况出现在周日的早晨的个别人身上，或者一年当中的一天，比如耶稣受难日（Good Friday）——有的人忽然有一种要去教堂的渴望，更多的人则是想要去山上，去到大自然，在自然界当中他们感受到另外一种情感。这就是对睡美人的微弱的唤醒，这样的唤醒还不足以撩起无意识的帷幔。正是这样奇怪的深层冲动让人去做一些不寻常的事。因此我们可以认为我们的自性、心理上的无我（non-ego），在最平常的情况下都是在沉睡——在火车站，在剧院，在家中，在工作上。在这些地方，内在神性也在沉睡，只有神性在沉睡时我们才可以是理智的，或者说我们才能同没有意识的动物一样。这就是海底轮。

如果海底轮于我们是如此，那么接下来的海洋和食人的大海兽所象征的生殖轮，一定就代表着无意识。我们还需要知道，是人创造出这些象征。有着古老形式的密宗瑜伽必然是由人所作，因此我们可以想象其中必然含有大量的男性心理（masculine psychology）。在此我们看到第二脉轮的图形由许多半月组成，而半月是阴性/女性象征。这些半月在一起又组成了莲花形，而莲花则是尤尼[25]（Yoni，印度教崇拜象征的女神生殖器图。莲花是僧侣间的叫法，而莲花本身则是尤尼——女性生殖器的隐喻）。

索伊儿夫人：霍耶尔教授说这些半月不是女性象征，而是代表希瓦（Siva，湿婆）[26]。

荣格博士：对于东方人来说是的。如果你问一个印度人这些问题，他是不会认同海底轮在生殖轮之上的。他们的观点与我们截然不同。如果你问他们关于太阳意象的类比，他们同样也会否认，然而事实证明他们也同样存在太阳神话的象征符号。

克罗雷夫人： 他们的象征符号肯定与我们的不同，他们的神是在此世的，在这个地球上的。

荣格博士： 当然。一个印度教徒是无心在此世的。正因为如此，如果你理解这些符号，将自己套入印度思维，你会发现你的整个思维都被颠覆了。印度教徒的所有言行是受控于无意识的，而我们的言行则是建立在压制无意识之上的。所以我们跟他们的所有思维都是相反的。南面在我们的地图上是在下方，但是在东方，南面却是在上方，而北面在下方，同时东面和西面的位置也互换了。这基本上是和我们完全相反的。

我们现在说到第二脉轮，这一脉轮有着塑造我们无意识的属性。所以我们可以认为，从海底轮出来，引导我们进入的是一片水域。我认识一位先生，他有一些频繁出现的相似梦境正好印证了这一点。他的梦通常是这样的：他发现自己沿着一条路前行，有一些街道或小径，自己或是乘车或是步行——梦通常以这样的情景开始——然后，让他惊讶的是，每一次的路都将他无一例外地带入到水中，也就是第二脉轮。

所以，这就是为什么所有的神秘教派最开始的入教要求都是在水中受洗。通往更高层次的道路必经过蕴藏着被吞噬威胁的水域。如今我们在基督教受洗仪式中已经看不到这种威胁感。但是，如果你研究一下四五世纪的拉文纳正教洗礼堂内墙上的美丽马赛克贴片，你会看到四种场景的图画：其中两幅是描绘基督在约旦受洗；第四幅场景是救世主基督拯救在风暴中受困于湖中的圣彼得。[27] 而受洗正是溺水的象征。在俄罗斯有一些特定的宗派，为了使这种象征性仪式更加逼真，将信徒置于水中直到他们有溺水的迹象。于是，新的生命从这种象征式的死亡中重生了。受洗者在受洗时通常被喂食牛奶，例如崇拜阿提斯（the cult of Attis）的宗派中，受洗者在接下来的八天中都被当作婴儿一般而只喂食牛奶，而同时也被赋予新的名字。[28]

所以生殖轮的象征意义是一种普世的受洗概念，它包含着被水溺毙和被海兽摩伽罗所吞噬的危险。现在除了海水和大水怪我们说心理分析也是有着同样危险的。一个人来到水底，看到在那里的水怪，该处既可能是重生，也可能是毁灭之地。如果这个类推是站得住脚的，那么关于太阳神话的类比也应该是成立的，因为整个受洗的故事都是包含在太阳神话当中的。你看下午的太阳逐渐变得残弱，就好像太阳被沉入了水中；它沉入了西方之海，在海中经过一夜的旅行，第二天在东方得到重生。因此我们也可以说第二脉轮也是洗礼的曼陀罗、重生的曼陀罗、毁灭的曼陀罗——这一脉轮产生所有洗礼之后可能的后果。

我们可以来说一说关于这一脉轮的一些细节。代表这一脉轮的艳红色是可以理解的。海底轮的颜色较之更深，是血红色，是深邃的激情。而生殖轮的朱红色则包含了更多的光明。如果有人认为这种颜色跟太阳的起落有关，那可能这种颜色正是日出和日落时的光线颜色——温润的亮红色。经过第二脉轮之后，我们可以期待新生生命的显现，光的显现，更高强度的更活跃的能量的显现，于是我们就来到了脐轮（Manipura）【29】。但是在我们说到这个脉轮中心之前，我必须对生殖轮作最后的详述。在东方，生殖轮并不是被置于脚下，而是被看作在人的上方。我们应该把海底轮置于上方，因为那是我们的理性世界，第二脉轮应该在其下，它是我们的感觉世界。我们始于理性，因此我们可以说海底轮其实并不是在我们的肚子下面，而是在我们的脑子里。你们看，这样一来一切都颠倒过来了。

索伊儿夫人：但是在无意识中，一些顺序还是一样的。

荣格博士：这是一个关于在无意识中两极相同的问题。在无意识中，所有问题都是似是而非的，海底轮也是既在上面也在下面的。在密宗系统中的脉轮都可做如此的推论。眉间轮（Ajna）【30】到海底轮之间的类比是什么，这点很重要。

菲尔兹女士：是夏克缇（Shakti）和湿婆（Siva）的结合。【31】

荣格博士：是的，昆达里尼正是与在睡美人状态中的林伽①（linga）在海底轮相联结的【32】，同样的结合状态也存在于眉间轮中心，在眉间轮，提毗②（devi）回到了神的怀抱，他们又重新结合在一起。在这两个中心，他们都表现出创造力，只是形式全然不同。他们在下面一个中心是合为一体的，在上面一个中心也是。所以我们可以说这两个中心是可以互换的。

要让我们自己适应这样一个系统理论，就必须搞清楚我们的立身之处。对我们来说，秩序绝对是反过来的：我们不是通过上升来到无意识，而是一种堕落、一种退化，我们的传统历来如此。在一些神秘教派中，通常在地下进行某些仪式。你们可以看到古基督教堂里圣坛下都有地下室——一个地下教堂。同样的情景还可见于密特拉教③，该教派的仪式和会议都在洞穴或地下室内举行。阿提斯派同样也在洞室中举行仪式。诞生了基督的伯利恒（Bethlehe）的一个岩屋也是一个神圣的洞穴。【33】现在你们能想起来在罗马教堂中圣彼得所在的位置吗？他正是站在塔若波利亚祭祀④（Taurobolia）举行的地方，这种祭祀也是阿提斯教派浴血的受洗。并且，阿提斯教派中较高的神职人员被称为爸爸（Papas），而在过去只是主教的

---

① 男性生殖器，也是湿婆神象征。——译者注

② 女神，常指湿婆之妻，雪山女神。——译者注

③ The cult of Mithras，公元1-4世纪流行于罗马的一个教派，崇拜米特拉神，也就是古波斯的光神。——译者注

④ 罗马帝国2-4世纪盛行的为圣母所举行的公牛祭祀。——译者注

教皇也被冠以这一称号。阿提斯神本身就代表着死亡和重生——展现着历史的连续和循环。

鲍曼先生： 霍耶尔教授说人有两种途径进入无意识：从左边或者从右边。从一边进入，一个人会遇到海怪并被其吞噬；从另外一边，一个人会从海兽后面经过，并可以攻击怪兽。【34】

荣格博士： 这些都是印度修行系统中的技巧。如果我们能粗略地理解这些说法就应该深感满足了。我已经解释了为什么对东方人来说无意识是在上面，而对我们来说无意识是在底下的。基于此，我们就可以逆转这种情况，把我们当作从海底轮诞生，把海底轮当作最高的脉轮中心。我们当然能够做到这样观想，但与此同时，我们仍然可以说我们是在借此将能量向上提升。

索伊儿夫人： 在英文讲座中我们所看到的所有意象都是先向下，后上升。我不知道您如何将顺序反过来。

荣格博士： 当你从海底轮开始时，你是下降的，从海底轮之后，你开始上升。

索伊儿夫人： 但是海底轮是在地下的，是隐秘的。

荣格博士： 海底轮并不一定代表地下的意识，它代表着土，也可以指现实本身或此世。这只是一个说法，就像我们说自己是在地球上，或是扎根于此星球一样。之前我们看到的那个在无意识中看到自己被困在盘根错节的树根里的女人，她其实是受困于自己的个人生活。事实上，这只是她的个案，代表她正受困于生活中的各种职责和与家

瑜伽 心理学
YUJIA XINLIXUE

庭成员的各种关系当中。对她来说，做精神分析很显然是一种上升，从地下的根枝纠缠中解脱出来。去受洗礼也同样是一种上升，但受洗的形式却是沉入水中。

克劳利夫人：您不觉得东方意识中的无意识和我们探讨的无意识也是不同的吗？

荣格博士：是的，完全不同。但是讨论这种不同并没有什么意义，因为我们并不知道他们的无意识是怎样的。

克劳利夫人：难道您不能通过查阅梵语书籍，或者吠陀之类的书籍得知吗？

荣格博士：我确实阅读过很多这类书籍，但仍不是十分清楚。我只知道这些东西对于印度人来说是相当不一样的。比如，我跟一位印度专家就脉轮曼陀罗的问题通信时，他告诉我这些脉轮的曼陀罗跟医学有关，他们完全是解剖学上的概念而不是我们在这里讨论的哲学问题。他对这种哲学意义毫不了解。他本身也是读梵语经典的。我没有见过他，只知道他是达卡（Dacca）的一个大学教授。

克劳利夫人：这些概念在印度也许跟在这里一样，被分化成各种解释。

荣格博士：确实，他们也有着不同的观点，同样与我们的理解也有着巨大差异。他们没有无意识的概念，也不太理解我们所说的意识（consciousness）。他们的世界观与我们不同，所以我们只要尽可能用我们的术语去理解它们即可。因此，我尽可能用心理学的观点和术语来解释这些东西。我也很抱歉让你们感到迷惑，但如果你们只从字面上去理解它们可能会让自己更加迷惑。如果你用它们本来的术语去思考它们，你就很显然地用一个印度意识系统套在一个西方心智上面，而这样做非常危险，你是在给自己下毒。所以我们如果要详尽讨论这些问题——鉴于我们更为简单的无意识系统结构，我们必须全面地去了解，也只能用这样的方式去了解。我们也必须意识到，海底轮是在这里，是此生在这个地球上的体现，同时，在这里，我们的神性还在沉睡。然后你进入一个调酒器[35]——用炼金术师的话来说——这个调酒器就是你的无意识，你要将此状态理解为一个更高的境界，因为你在此种状态下接近另外一种生命的形态。就此，你的昆达里尼被唤醒了，你开始接下去的旅程。[36]

现在我们要来讨论一下什么是昆达里尼，以及它是如何被唤醒的。[37] 你们还记得霍耶尔教授说过一些来自精神上的扰动会唤醒昆达里尼吗？他还说过一个人必须要有净化的智性（buddhi）[38]，或者说纯洁的心灵，才能唤醒昆达里尼。只有唤醒了这条蛇①你才有可能进入下一个脉轮中心，而要唤醒这条蛇必须要有正确态度。如果用心理学的术语来表述，那就是如果一个人要到达潜意识，只有一条途径，而这一条途径就是纯洁的心灵、正确的态度、天堂的光耀，这光耀就是昆达里尼。这光耀也就在你

---

① 昆达里尼因为被认为是盘踞在脊柱下方，如同冬眠的蛇一样，也被称为蛇力。——译者注

体中，是你的一股力量，会推动你进入它。如果它不存在，只是人造的，那么你体内一定有什么独特之处，一道领路的光，一种刺激，驱使你从水路走到下一个能量中心。这就是昆达里尼，无法做出绝对的辨识，却可以像恐惧、神经衰弱，或者一个强烈的兴趣一样展露出来，但它一定是高于你的意识而存在的。否则，你无法经历它。当你遇到第一个关卡的时候就会退缩；当你看到那只海怪你会逃跑。但若是那道光、那种驱动力、那种需求不幸抓住了你，你就不能回头了，你必须面对她。

我给你举一个来自一本著名的中世纪的书上的例子——《寻爱绮梦》或《博里斐罗之梦》（*Hypnerotomachia/Le Songe de Poliphile*）[39]，我之前也有引用该书上的观点。这本书的作者是15世纪一个来自知名罗马家族的基督教僧侣。我们说，他进入了他的无意识。就像但丁笔下的地狱一开始那样，尽管表述使用的是迥异的术语。他描述自己好似来到了黑森林①，要知道，在那个时代，尤其是在意大利，黑森林还被认为是有独角兽栖居的世界尽头，对其未知程度犹如现在我们提起中非的原始森林一样。在那片森林里，他迷了路，接着又遇到一头狼。期初他是害怕的，但是后来却跟着那头狼找到了一处山泉，在那儿他喝了泉水——这暗示着受洗。然后他又到了一个古罗马城镇的废

---

① the Black Forest，位于德国西南部巴登–符腾堡的一片森林茂密的山脉。——译者注

址，他从城门下经过，看到各种雕塑和有着特殊象征含义的雕刻，有的他做了描写，这些描写在心理学角度看是相当有趣的。突然之间，他又感到害怕，忽然一切变得诡异。他想回去，于是他掉头往来时经过的城门走去，发现那里已经蹲了一头龙兽挡住他的去路，他无法从这条路回去了，只能硬着头皮往前走。这条龙就是昆达里尼。所以我们看到，昆达里尼在心理学上就是让你开始走上一条最伟大的冒险之路的推动力。昆达里尼让人叹息："天哪，我为什么要尝试这样的东西？"但是如果你就此退缩，那么所有的冒险都在生命中不留痕迹地消失，而这样的生命就不足挂齿，寡淡无味。这种看似无谓的寻求让生命变得生动，这就是昆达里尼，它是神性的冲动。中世纪的骑士们的那些令人崇敬的事迹，就比如，海克力士为拯救处女们而与恶龙搏斗——都是受他们的昆达里尼所使。当利奥和霍利去非洲寻找"她"【40】时，"她"迫使他们踏上了一次最不可思议的冒险旅程，而"她"也是昆达里尼。

克劳利夫人：那昆达里尼就是人的阿尼玛吗？①

荣格博士：是的，阿尼玛就是昆达里尼。【41】这也是为什么尽管印度教徒对新月形状的解释是男性/阳性，而我也坚持把第二脉轮当作是女性/阴性的，因为水是重生的子宫，是受洗的水池。月亮当然是女性/阴性的象征，此外，

---

① Anima，在荣格的精神分析心理学中是一个专门术语，含有灵魂之意，是在男人潜意识中的女性人格，也是男人心目中理想女人的形象。——译者注

我还有一幅西藏画，画上希瓦神被描绘了女性特征，在尸横遍野的墓地上起舞。在所有情况下，月亮都被理解为是死后灵魂的归宿。他们在死后移居到月亮上，月亮再把灵魂送到太阳上进行重生。接收灵魂时，月亮是圆满的——好似一个怀孕的月亮——然后将灵魂送入太阳重生后就缺损了（摩尼教神话）。所以月亮是重生的象征。而在这个脉轮中的月亮不是高高在上，而是在下面的，好像一个装着飘荡灵魂的杯子，正要将所盛之物送到上面的脉轮中心，也就是脐轮和心轮。你看，又说到太阳神话了。

注 释：

【1】 关于这个术语，霍耶尔的自我评价是："我通常把昆达里尼瑜伽称为密宗瑜伽。密宗这个词的含义本身就囊括了昆达里尼的活动内容。"

【2】 参见附录一。关于脉轮，伍德罗夫说道："根据印度教教义，这些脉轮代表不同的意识、活力和真理的能量中心。"［《蛇力》（The Serpent Power），第16页］霍耶尔曾定义脉轮为"生命体验的象征符号，它们展现了这些体验的内在真实意义，帮助我们理解并充满灵性地解释生活的内容"。（《瑜伽，其脉轮的意义》，第58页)

【3】 这个意象如下："我看见在黑色表面上的两a个金色圆

环。其中小环在大环里面。在小环里面有一个男性小孩，他就像蜷在子宫里。（他在中心）好像浸泡在羊水里。我想去够着这个小孩，他也向我张开双手，但是我好像没办法跨过一个边界。"荣格对此评论道："这就是曼陀罗心理的开始。"［《意象的解释》（Interpretation of Vision）（1932年6月29日），第六卷］

【4】霍耶尔将烦恼（klesa）定义如下："在潜意识深处的根源……我将其翻译为'不安（ailment），或是不安的动力'。"（《瑜伽，其脉轮的意义》，第37页）他还将嗔恚（klesa dvesa）解释为"分裂为二的意欲，即将自我的存在和个性凌驾于其他人的之上，这是成为自性的一种力量"（同上，第38页）。而假我烦恼（klesa asmita）是"自我的特点"。我思考、我感受、我经验时所运用的器官功能就是这个所谓的这个假我（asmita）。达斯古普塔将烦恼定义为苦难（《作为哲学和宗教的瑜伽》，第104页），齐默定义为"任何黏着于人之本性的，限制或是阻碍真正本质展现的东西"（《印度哲学》，第294页），他将假我烦恼看作"一种感觉，一个粗糙的概念，'我就是我；我思故我在；这明显的自我，支持着我的经验，是我之存在的真正本质和基础'"（《印度哲学》，第295页），他将嗔恚定义为一种"无趣，厌恶，不喜，抵触和憎恨"的感觉（同上）。费厄斯坦认为"烦恼给表象意识提供了一个动态框架。它们促使有机体在行动、感受、思考和欲望中爆发。这些基本

的情感和动力都是依然潜藏在最深的奥秘中……尽管人通常都处于错误认知系统的桎梏中……但仍有修正的方法：那就是重新发现人真是的自性"。［见《经典瑜伽哲学》（The Philosophy of Classical Yoga）（曼彻斯特，1980），第65–66页］

【5】 在他对帕坦伽利《瑜伽经》的评注中，荣格说道烦恼是"本能的冲动和压迫。人类的意识深处有许多自发性机制……而对自我真实存在性的无知是所有烦恼的根源"。（《当代心理学》，第三卷，第16页）

【6】 见条目4。

【7】 霍耶尔说："烦恼障在心灵中呈现两种形态或表现为两个方面，一是粗质面（sthula），意思是粗糙的层面……以及精微面（suksma）。"（《瑜伽，其脉轮的意义》，第37页）并且"精微层面的嗔志（dvesa）是分离出个性的动力；但粗质层面的嗔志则是混合着憎恨的日常体验"（同上，第38页）。

【8】 霍耶尔认为，根据密宗瑜伽，有三个层面的现实：粗质，精微和至高（para）。

【9】 这个类比被荣格多次提到。荣格书信的编辑提供了如下注释："德国民间传说的一个知名人物形象，代表了机智的农民对比城里人和商人的优越性。"（《荣格书信》，第二卷，第603页）

【10】 霍耶尔将塔特瓦（tattva）翻译成"真性（thatness），或德语的真如（dasheit）。真性意味着在整个宇宙中所隐

藏的一种具有绝对创造力和推动力的特定力量——就是那个"。（《瑜伽，其脉轮的意义》，第37页）

【11】 霍耶尔巴桑卡拉解释成"将一切事物的聚合者"（《瑜伽，其脉轮的意义》，第41页）。他解释道："我们此刻所想的，我们坐下，谈话，都是因桑卡拉。如果我们认为现在我们在自由地说话，如果我们意识中这样认识……那只是幻觉。"（同上，第42页）

【12】 伊曼努尔·康德（Immanuel Kant）：《纯粹理性批判》（伦敦，1929），第二版，诺曼·肯普·史密斯（Norman Kemp Smith）翻译，第266页。

【13】 在给左芬佳（Zofingia）兄弟会做演讲前，荣格在1898年的讲座"推测性探究之思"（Thoughts on Speculative Inquiry）中批判了康德关于物自体（Ding an sich）的观念，他反对康德将可知、现象界和不可知本体界作过于严格的区隔，因为科学正在将本体界逐渐显化［见《左芬佳讲稿》（Zofingia Lectures），见《荣格合集》，第一卷，第195-199页］，他还评论了康德关于心理学的演讲《心理学讲座》（Vorlesung über Psychologie）。［见文章《自我和无意识的关系》（The Relation between the Ego and the Unconscious），《荣格合集》，第七卷，第260页，注释7］

【14】 霍耶尔说："脉轮就是圆环，它也被称作帕德玛（padma），意思是莲花。"（《瑜伽，其脉轮的意义》，第61页）

【15】 在对海底轮的描述中，霍耶尔将其比作"方形或土元素的曼陀罗"。（《瑜伽，其脉轮的意义》，第71页）

【16】 荣格和威廉：《金花的秘密》，1932年重印版本的注释，见该书的卷头插图。

【17】 齐默认为"这些神圣肖像（pratima）只是全部神圣图像（yantras）的其中一个成员"。（《印度圣象中的艺术形式和瑜伽》，第29页）

【18】 这段文字实际上是由卡兹·达瓦–山达普（Kazi Dawa-Samdap）编辑和翻译，《圣乐根本续：西藏密宗》（伦敦，1919），第七卷。

【19】 霍耶尔将第二脉轮生殖轮描述为"我们自由生活和思考的生命，将我们抛入生命之河且顺流而行，自在接受一切迎面而来的命运"。（《瑜伽，其脉轮的意义》，第75页）

【20】 对于昆达里尼的描述见于附录4的《六脉轮宝鬘》。

【21】 霍耶尔认为海底轮是"一切事物之根本。这是属地的场域，是男性和女性创造力之根源……是世界的根基"。（《瑜伽，其脉轮的意义》，第68页）

【22】 生殖轮的代表形象是摩伽罗，一种神秘的海兽，见图例三。

【23】 霍耶尔把脉轮看作是"生命经验的象征符号"。（《瑜伽，其脉轮的意义》，第58页）

【24】 见《荣格合集》，第十三卷，图例五。

【25】 霍耶尔如此描述这个脉轮的代表意象："有一个圆在中

间，它像是果皮，包裹着一个白色的莲花曼陀罗……那里还有一个半月，也是白色。"（《瑜伽，其脉轮的意义》，第74页）

【26】霍耶尔说道："生殖轮曼陀罗中的新月象征湿婆。"索伊尔夫人对此提问："难道新月图形不是象征女性吗？"霍耶尔回答："在印度不是。在印度新月总是湿婆的象征。"（《瑜伽，其脉轮的意义》，第84页）

【27】荣格在《记忆，梦，思考》中提供了对该种经历的描述。

【28】荣格在《转化的象征》（Symbols of Transformation）中对阿提斯神话作了解读。（《荣格合集》，第五卷，第659–662页）

【29】霍耶尔定义脐轮（manipura）如下："mani的意思是珍珠或珠宝，pura的意思是完整或丰盛，所以manipura可以理解为珍珠的宝藏，或珠宝的宝藏。"（《瑜伽，其脉轮的意义》，第68页）

【30】霍耶尔认为眉间轮的含义是"'控制'，它意味着一个人知道什么当做，它和认识（Erkenntnis）有关……用英语可表达为确认（acknowledgement）。这是一种掌控，或对自我的认知，好像是某种责任感的来源"。（《瑜伽，其脉轮的意义》，第69页）

【31】霍耶尔如此描述眉间轮："尤尼和林伽，女性和男性能量，结合了，它们不再彼此分离。"（《瑜伽，其脉轮的意义》，第90页）

【32】 霍耶尔如此描述海底轮："尤尼和林伽以及昆达里尼都沉睡于此。尤尼是红色，林伽是深棕色，代表着情欲的圆满形式。这里的红色和心轮的红色所代表的不同，海底轮的红色表带情色生活的最高境界，而心轮的红色代表着真实物质世界情感。"（《瑜伽，其脉轮的意义》，第92页）

【33】 在《佐西摩斯的幻象》（Visions of Zosimos）中，荣格指出："阿提斯和耶稣有着某种近似性。根据传统，耶稣在伯利恒的出生地曾是阿提斯的圣所。这个传说被近期的挖掘考古工作证实了。"（《荣格合集》，第十三卷，第92页，注释6）

【34】 见附录三，注释5。

【35】 在《佐西摩斯的幻象》中，荣格这样描述这种双耳盛酒器（krater）："它是容器中的奇迹，是圣水盆，是洗礼池，人在这里面被浸入水中，然后得到精神灵性的转化。"（《荣格合集》，第十三卷，第97页）

【36】 在《六脉轮中心说明》（ Die Beschreibung der beiden Centren Shat-chakra Nirupana）的手稿里，荣格写道："在海底轮时的昆达里尼是沉睡的，这种性质也表现在外在。此种状态中的人一定会和世界的表象和信念纠缠，他的自我和自性是黏合的。昆达里尼就是封锁的意识，当它醒来时它就回归到它的主人那里。这是它成了'世界意识'，与之前的个人意识形成对比。"

【37】 霍耶尔说："昆达里尼在此时不应被理解为男性性力，

二是纯粹的女性能量形态，意指纯粹的知识……这股力量要被释放，且在一个更高点与男性纯粹知识力结合。"（《瑜伽，其脉轮的意义》，第97页）

【38】 霍耶尔如此描述智性（Buddhi）："智性是萨埵（悦性）的有机组成部分，是在认识和知识的根基的光明世界物质。"（《瑜伽，其脉轮的意义》，第96页）伊利亚德认为智性是数论瑜伽中意指智力的术语。［参见米尔恰·伊利亚德（Mircea Eliade），《瑜伽：永生与自由》，第18页］

【39】 《博里斐罗之梦》（The Dream of Poliphilio），琳达·菲尔兹－大卫（Linda Fierz-David）将其联系并解读。由玛丽·霍廷根（Mary Hottinger）翻译（柏林根系列二十五卷，重印版，达拉斯，1987）。荣格为此书写了引言，重印在《荣格合集》，第十八卷，第1749–1752页。

【40】 关于荣格对瑞德·哈格德作品《她》（She）（伦敦，1887）的讨论，见《分析心理学》（Analytical Pyschology），第136–144页。

【41】 荣格对昆达里尼就是阿尼玛的理解可见于他在《蛇力》一书中作的标记，第一版，第272页。"她……是我'内在的女人'，我为何还需要一个外在的女人呢？我的内在已经有她了呀。"这句话被荣格重重地标记了；同时他还将这句话引用在《六脉轮中心说明》和《阿瓦隆蛇》的手稿中。

第二讲
脉轮提升和精神发展历程

时间：1932年10月19日

荣格博士：我们继续进一步讨论脉轮。你们是否还记得，我上次跟大家说我要分析海底轮的象征符号属性。各位可能已经注意到在分析这些符号时我们遵循着在分析梦境时使用的相同的方法：我们在检视这些象征符号后，试着根据整体的属性来构建其具体含义。以这样的方式，我们得出结论：海底轮关乎我们有意识的世俗的人格存在。

关于以上结论再赘述几句：海底轮的特性是代表现实；曼陀罗中的一寸方土在中心，这头大象是承载它的力量，代表着物理能量或者力比多。海底轮这个名字，也意味着来自根基的支持，同时也显示了我们的存在基础，即我们在现实中身体的存在。另外一项非常重要的属性是在此脉轮中，神性是在沉睡状态的；林伽仅仅处于萌芽状态，而昆达里尼这个睡美人，尽管是世界的全部可能性，还没有复苏过来。所以，这个象征指出了一种情况，在这种情况下，人只具有本能的动物性，不可能具有神性或者无私的力量——神性、无私、无我的力量在此时是完全无效的。而这种情况正是如今现代欧洲的普遍意识状态。我们还有关于此脉轮的第三个属性，这一属性未在其曼陀罗符号中显示出来，而印度人却是如此理解的——即此脉轮是位于身体靠下部分的水域中，这一特点赋予此脉轮以完全不同的意义。因为这就是说它是在我们身体里面的东西，于是我们得出结论——它在我们的意识世界之外。印度人的理解是将意识世界置于我们身体之中，这对我们来说的确是令人错愕。

对照这种理解与我们心理分析的病人对于梦境或幻境中的联想来看，两者是如出一辙的，根据这种理解，病人的联想可能是这样的：这些幻境是在他们肚子里生出来的。为什么会有这样的解释呢？也许我们在这个肉体中的存在，在这个三维空间中的存在，确实与我们讨论的符号有关。也许这种理解可以用一个关于腹部的寓言来表达：我们就好似在一个什么东西的腹中。而对我们来说最可能也最能理解的形式就是在母亲的腹中，在母亲子宫中，处于初始或发展的状态。这个观点赋予这个象征意义以独特的解释：它指出我们真实的存在是以一种子宫的形态进行的，我们只是某种东西的起始，甚至还谈不上胚胎；我们仅仅是有待进化的细胞，就像一颗在子宫里的蛋。当然了，这也只是一种解释，显示了印度人的世界观——也许他们把自己的意识世界就看作一个托儿所而已。

以上仅为一种世界观哲学。我们可以将它与基督教哲学作一个类比。根据基督教哲学，个体的存在是短暂的。我们注定不能以如此的形态常驻于世，我们被播种到这片土壤中，其意图是要以更好的形态成熟，于是我们死后才可以变成天使。在伊斯兰世界中，这种观点是非常普遍的。我记得曾于开罗的一个墓园中和一位哈里发①交谈，我赞叹墓碑的宏伟美妙的修建风格，他注意到了我的赞叹并且说道：

你们欧洲人真是有趣。赞美墓碑是我们会做的事，也是我们所相信的事。你们相信的只是票子和车子。但是孰智孰愚呢？是为了一时的碧瓦朱甍还是永恒的琼台玉阁更为值得呢？如果你知道你将要在一个地方居住几年，而在另外一个地方待上几十年，你会为了这几年还是为了几十年大兴土木呢？

我的回答自然是"为了几十年"。于是他说："这就是我们做的——我们为了永恒的灵魂修建房屋，我们将在永恒中长驻。"[1]这也是许多人的观点，无论他们是印度教徒，或是基督教徒，还是伊斯兰教徒。对于他们来说，海底轮是无常的，是事物起始的萌芽状态。当然了，这种观点与现今人们的信念是相反的。我们看报纸，关注政治

---

① 伊斯兰领袖的称号。——译者注

和经济，坚信它们是无可动摇的绝对事实，认为所有一切取决于我们货币的走向、全球经济的动态，等等。我们都为此相当疯狂不是吗？就像这是唯一值得考虑的事情。但是持相反世界观的人也是不计其数的，我们跟他们比起来其实是少数。对他们来说，我们是荒唐的，我们活在一个类似于幻觉的摩耶世界中。所以说瑜伽的哲学远远不是哲学，或者说瑜伽是宗教世界普遍倾向的一个部分而已。将海底轮视为一种无常的现象只是非常笼统之说。

我们的研究意图并不需要我们将这种哲学评论纳入讨论。这种评论相当有趣，而我们也无须因此感到困惑。因为我们必须将这个真实发生着的世界视为理所当然，这是唯一的世界，也许此外并无超越——至少我们无法从经验上获知那样一个超越的世界。我们必须与眼下的现实紧紧相连，所以我们不得不说，如海底轮的象征符号所示，代表着万物永恒秩序的神明还在沉睡中。他们是无效的，无意义的。尽管我们可以承认，在意识领域的最中心处，有一颗如生殖细胞一样的东西正在朝另外一个超越的形态发展着，尽管当下这颗细胞还未被激活。

这其实不过是一种对普遍情况的陈述罢了：在我们正常意识的内在存在着这样一种东西——这对所有人来说几乎是一种人类共识。这种东西或许是神明，或许是某种胚芽细胞，不论称呼，它在任何时代都可以让人将海底轮所代表的物理世界置于一个崭新开端的底部——也就是说，在这个茫茫物理宇宙世界中，我们所在之地可能是最底部最基础的场所，在这里，只发生着萌芽。所以，我们所有的进化历史都只是一种孕育，好似育儿室。而更好的、更伟大而重要的一切都还远远不止于此——这正像我们逐渐拉开无意识的帷幔，使之能从腹部慢慢浮出端倪，从而进入觉知，因此，我们开始有了这样的确信：这种前进发展是绝对的、必然的、宿命的。只要无意识还盘踞在腹部，在我们的觉知之下，我们的功能就不完整。这颗小小的胚芽，一旦到达觉知，即可成参天大树。

如果你这样解读海底轮的象征意义，你就会理解瑜伽唤醒昆达里尼的目的。这个过程意味着将神性同这个世界分离，以此将其激活，同时也开启其他事物的新秩序。从神的角度来看这个世界，就似孩童玩耍一般，但这玩耍中也包含着潜能。我们的意识世界也不过是未来的一颗种子。当你唤醒昆达里尼，你就不仅仅是开启了生命的潜能，你还开启了一个永恒的全然不同的新世界。

在第一次讲座上我曾指出关于脉轮的一些意象是来自或个人或群体的经验的，并且解释了我为何在提到病人的个人经验层面时尤其谨慎，个人经验与她的意象比起来是无足轻重的。病人的意象可以出现在任何人身上，因为意象本身是无人格的，与这些意象呼应的是昆达里尼世界，而非仅仅是海底轮或某个脉轮。这些意象所根据的现实经验是昆达里尼的成长发展，而不仅仅是某某人个体的发展。当然，如果对某人做一系列清楚的个人分析，肯定会发现某些意象出于其人生经验中某些事件，但这种分析仅

仅是基于海底轮——现实经验的角度。换句话说，这样的
分析是从理性的角度将这个世界视为绝对。然而，在昆达
里尼瑜伽中，这种世界观不被接受，因为这个世界在某种
程度来说也是偶然。[2]海底轮属于一个幻觉世界——作为
神的世界，非人格经验对海底轮的心理学意义来说自然是
一种幻觉，但却是对这个世界的理性认知。

我坚持这套特殊的象征符号，因为它确实给予我们一
个非常独特美妙的角度去理解无人格经验，去理解人类心
理的独特二元性，甚至可以说是欺骗性。正是这主体和客
体分离的二元性，形成了令人困惑的局面。从个体的某一
方面看，个人事件是唯一有意义的事件；而从另外一方
面的心理看，个人事件是完全无聊的、无意义的、无价值
的、幻觉的。你的存在被归于这两种心理，因此造就了你
根本上的个人冲突，因为你知道这两种态度，并且你可以
从中不断择一，于是你就可以评价两者，分辨两者。你若
只是单纯地抱持其中之一的观点，你也是和谐统一的——
因为你没有可以比较、分别之物。你必须从一个外在的观
察点去审视自己才能理解自身和他者。这就是为什么有着
问题倾向的病人总是有着发达的理解能力，因为他们的问
题天性使他们总是可以站在他人的角度去评判自身。如果
没有一个外在的立场，我们恐怕也无法评论我们所处的世
界，这个外在立场就是宗教的象征性经验。

所以，如果一个瑜伽士，或者一个西方人，成功唤醒
了昆达里尼能量，那么引起的变化就不仅仅是个人发展问

题，尽管集体无人格的发展会影响个人状态，这点也是十分常见的，但并非必然。这个内在的无人格发展变化是无须你认同的。如果你这样做了，你很快会有强烈的不悦之感——你会因此而膨胀，然后走向歧途。这也是经历无意识之后须克服的巨大困难之一——有的人看清自己的无意识之后就变成了傻子。你不应将自身与无意识融为一体，你必须清楚地站在外面，划清界限，客观地、冷静地观察所发生的一切。但是你接着会发现，所有以非个人、非人为的秩序发生的事件，都有一个"可恶"的特质：它们紧紧依附于我们，或者使我们执着于它们。这可能就像昆达里尼觉醒后一直向上延伸，将我们也往上提升，我们就像这运动的一部分，尤其是在初期。

我们确实是这运动的一部分，因为我们体内包含着沉睡的神；他们是在我们海底轮之中的萌芽细胞，而当他们开始苏醒后，就引起了体内的强烈地震，震颤着我们原有的一切。当这个大动乱来临时，我们也随之移动，因此自然我们会觉得自己也在上升。但是值得注意的是，一个人是主动飞跃还是被动被这股力量卷起移动是有巨大差别的。当一个人主动飞跃时，他可以加以控制，安全着陆；但如果被动卷起来，那么他很可能以极不舒适的方式着陆——这很可能就是一场灾难。所以你们看到了，我们最好是不要去认同这些经验，而应将此作为超出人类范畴的事物冷静观之。这是最安全的方式，也是绝对必要的方式。否则，你将会自我膨胀，而自我膨胀就是精神失常的轻微形式、平和术语。如果你继而变得极度膨胀而导致"爆炸",那么就是精神分裂了。

可以想象这个非个人的心理体验对我们来说是非常怪异的,也是难以接受的,因为一直以来我们被灌输的观念是,我们的无意识只是我的无意识,你的无意识,他的无意识。这个偏见如此之强烈以至于我们完全不能发现这个问题。即使我们承认存在无自我的行为,但要认识这种行为背后的意识状态究竟是什么仍任重道远。这就是为什么这些无意识的经验被认为是神秘的,因为平常的生活世界无法理解它们,而这个世界将所有它所不能理解的事物称为神秘的——这个词几乎成了万金油用来解释一切。然而被人们称为神秘的事物,只不过是不那么显而易见的原理罢了。因此,瑜伽方式或者瑜伽哲学就成了秘密,但原因并不是人为的故意隐瞒。因为当你忽然获得一个秘密时,这个秘密就已经是公开的秘密了。真正的秘密是你知我知,却无人理解,人们甚至无法谈论这样的秘密,而昆达里尼瑜伽正是这样的秘密。倾向于对某事保密是对于这类无法言说的事物的最自然的处理方式,因为在你面前的是潜在的巨大曲解。尽管关于有些事物的教条化的经验已经形成了板上钉钉的形式,但你可能仍然觉得只要对于此类经验的最初印象仍然是鲜活的,就最好继续把它隐藏起来。你会觉得这样的经验是不适合这个世界的,它们可能对海底轮世界造成毁灭性的影响。

因为在我们的信念里,海底轮世界是非常必要的,保持理智也是至关重要的，因为你相信这个世界是绝对的，确定的，是历史的总和叠加，而历史则是最令人向往值得拥有的东西。这样的信念是关乎生存的。如果你没有这样的信念，你就和海底轮脱离了连接——你永远不会到达海底轮，你也不会出生，就像许多人未能得以出生一样。许多人看起来就在我们眼前穿行，但他们并未出生，因为他们都还在一层玻璃墙里面，这个玻璃墙就是子宫。他们全凭假释在这个世界上生活，假释期一到他们则不得不回到最初的维管束状态。①这些人还没有同这个世界取得实质性的联系，他们悬在空中，性格是神经质的，过着暂居的生活。他们会说："现在我处于如此的状态。如果我的父母依我所愿行事，我就留下；如果他们违背我的意愿，我就消失。"你看，就是这样一种暂居的生活，一种有条件的生活。在这种生活状态下的人仍然被一条脐带与母体连接，就好像船的纤绳一样。通过这根脐带，这样的人才与这原型世界的光辉联系在一起。那么，最紧要的事看来就是一个人需要真正的降生，需要进入这个世界，否则，你无法意识到自我，无法意识到你错过的世界对你的意图。如此，你就会再一次被扔进熔炉，重新诞生。

印度人对此有一套很有意思的理论。我对于玄学不是

---

① 维管束多存在于茎（草本植物和木本植物幼体）、叶（叶中的维管束又称为叶脉）等器官中。维管束相互连接构成维管系统，主要作用是为植物体输导水分、无机盐和有机养料等，也有支持植物体的作用。这里比喻无理智无意识的本能生存状态。——译者注

很精通，但我不得不承认玄学中含有大量的心理学成分。进入这个世界是至关重要的，如此，一个人才能实现生命的圆满，圆满那个生命之初的胚芽。否则你永远不可能开启昆达里尼，你永远不可能从他人中分离出来。而后你就再次回炉重造，一无所得，一生就成为一场毫无价值的经历。为避免这种情况，你就必须相信这个世界，在此扎根，尽你一切所能地去做，哪怕你不得不相信一些最荒谬的事情——必须相信这个世界是绝对而明确的，它与这样那样的条件或约束息息相关。一切条件或约束都可能是徒劳无用的，但你还是得相信这个世界，就像把它作为一种宗教信仰一样，然后在这样那样的条约上签下自己的名字，从而这一切才能给你留下些痕迹。而你也应该在这个世界上留下痕迹以证明你来过。如果你未能意识到自己，未能让这类事情发生，那么你生命的萌芽就凋萎了，因为种子被悬置在空中而未能安放在土里，就永远无法开花结果。但你若是真切接触到你生活的这个世界，留下生活几十年的痕迹，那无人格的成长过程就会开始。根必须在土地中生长最后破土而出，如果个人的种子未能入土，那一切都是劳而无功，林伽或是昆达里尼都不会出现，因为你仍停留在初始的无限中。

　　如果你现在实现了你自性的圆满发展，你生命的萌芽就会破土而出，这个萌发也就是发生出一种对这个摩耶不实世界的超然态度。就像一个印度人说的，这是一种人格解体化。因为在海底轮中活着时，我们都是一样的。我们受缚于根，无处可逃，因为只要活着，就必须如此。那种觉得人可以全然是精神性的，不食人间烟火的想法是夸张的，是不可能的。所以我们必须创造出一个新的方案，我们不说超人的，我们说"不具人格的"（impersonal）。在其他情况下还可能创造出其他的术语来说这同一件事。

在印度，他们不会说"人格"（personal）和"非人格"（impersonal）、"主观"或"客观"、"自我"和"无我"。他们只说"菩提"（buddhi，智性）——个人意识和昆达里尼，这两者与我们那些概念不是对等物。并且他们自己也没有想过分辨这两者本身。他们从来不会这样想："我本身是昆达里尼。"相反，印度人却可以因为他们如此深刻地了解神与人的不同而经验到神性。我们西方人一开始却觉得我们与神是相同的，因为我们的神并不只是意识中的抽象概念，是胚芽或功能，所谓神性在我们体内就像神经官能一样运作，如同胃、肠或膀胱——而正是这些功能打扰着我们的世间生活。我们的神已经入睡了，这些功能只影响着我们的肠胃。[3]矛盾的是，我们对于神的有意识的观念又是如此抽象和遥远。很少人有胆量公然谈论祂。对于神的话题变成了社会禁忌，或者说是一块用烂了换不出去的钱币。

昆达里尼就是这样一个超越个人生命的发展系统，同时也是一个受教系统，一个关于宇宙起源演化的神话。我给你们讲一个例子。在普埃布罗族（Pueblo）有一个神话，根据这个神话，人是在地球深处的某个漆黑穴洞中诞

生的，然后经历一段不为人知的冬眠期以及像爬虫一般的
存在状态后，两个像天使般的使者来到洞穴，种下了所有
的植物。最后他们发现一个足够长的藤条让他们可以顺着
藤条爬到另一个更上面的洞穴。但上面的洞穴仍然是黑暗
的。接着又过了很长时间，他们再一次通过藤条爬到第三
个洞穴。直到他们打到第四个洞穴，才看见了光。但是这
种光是昏暗诡异的。第四个洞穴通向了地面，这是他们第
一次来到地表。但是地表也是昏黑的。然后他们学着制造
明亮的光，于是最终太阳和月亮形成了。

　　你们看，这个神话是如此美丽地描绘了意识是如何发
生的，是如何一层一层逐步明晰的。这就是脉轮，是意识
经自然成长而到达的一个一个新的世界，它们环环相扣。
这是所有信仰新进入会仪式中的共同象征：海底轮的觉
醒、沉入水中、受洗的喷泉、海兽摩伽罗的威胁、具有吞
噬属性的大海。

　　当通过了那些危险后你到达另外一个中心：脐轮
（manipura），这个轮穴代表了珍宝的圆满。这是个火的
中心，是太阳升起的地方。现在太阳显露出了一点它的身
姿，第一缕阳光在洗礼后来临了。这就好像在阿普列乌斯
描述的崇拜伊希斯神迹教派的入会宗教仪式那样，在仪式
的尾声人们会放置一个基座，并将它当成太阳神赫利俄斯
（Helios）来膜拜。对于某物的神化总是紧随着受洗仪式
的。[4] 此后人就进入了一种新的存在：你是与之前不同的
生命了，你也被赋予了一个新的名字。

　　我们可以从天主教会的美丽受洗仪式中看到这个过程：神父托着受洗的孩子，牧师拿着燃烧的蜡烛靠近这个孩子，并且唱道，"Dono tibi lucem eternam"（我给予你永恒的光明）。这句唱诵的含义是："我给予你与太阳的连接，与神的连接"，你因此得到了在此之前你所没有的永恒不朽的灵魂，于是你得到了第二次的降生。耶稣在约旦受洗时接受了他的使命和上帝的精神。他在受洗后就变成了基督，因为基督的含义是"受膏者"（the anointed one）。所以耶稣也因此经历了第二次的降生，此后他就不再只是叫作耶稣的普通众生，不再是木匠的儿子了。他现在是基督，是只有象征性人格的"非人"，而不再是仅仅属于任何一个家庭单元的普通个人。他属于全世界，而他人生角色的重要性也显然大于仅仅成为约瑟夫和玛丽的儿子。

　　所以脐轮是与神会合的中心，在此中心一个人得以与神性融合，从而获得不朽的灵魂。你不再受制于时间与三维空间中，你现在处于一个第四维的空间，在此时间只是一个延展，空间不复存在，这里只有无限的延续——永恒。

　　这是一个普世的且古老的象征，它不仅在基督教洗礼或伊希斯神秘仪式中体现。在古埃及的宗教象征体系里，我们看到死去的法老进入地下世界并登上太阳船。获得神性就意味着逃离个人存在的无益与空洞，获得永恒的存在形式。法老登上太阳船，穿行过黑夜，战胜神蛇，然后再同神一道升起，登上永恒的天堂。这种观念一直流传下来。那些与法老特别交好的贵族也成功登上了太阳船，于是我们看到法老墓穴中有那么多同葬的木乃伊，他们希冀死后可以在此与法老共同登天。我在最近新出土的一个埃及墓穴里看到非常感人的情景。在这个墓穴马上要封闭时，一个工人将一个刚刚死去的婴孩放在了墓穴口。婴孩被放在一个小小的芦苇编的篮子里面，裹着几片布巾。这可能是那个工人的孩子，他带着在审判日孩子同法老一同升天的希望，将它放在了墓穴的门边。他也许对自己的一无所有感觉心安理得，但是他的孩子，至少应该抵达太阳。因此这第三个脉轮也正被称作珍宝的圆满。这是人通过洗礼后获得的太阳赐予的财富，永无止境的神力。

　　当然，这些都是象征。我们现在来探讨它们的心理学解释，这一目标并不像讨论它的象征或比较方式那么容易。【5】要从心理学角度理解脐轮是相当困难的。如果一个人梦见受洗，梦见洗澡或者沉入水中，那么在实际的精神分析中的含义是明确的：为了重生他们必须进入水中。但是在沐浴之后一切仍然是黑暗的。因为这一点很难用心理学术语来解释进入潜意识之后会发生什么。你们知道吗？请注意，作答这个问题是很困难的，因为出于心理特征，你会倾向于给出一个抽象的答案。

　　赖希斯泰因博士： 你可以说原有的世界正在崩塌覆灭。

　　荣格博士： 这种说法不光抽象，而且非常普遍，它是站在一个安全距离发出的。

赖希斯泰因博士：或者说以往的传统想法和思维都在瓦解。

荣格博士：啊，是的，我们对于世界的哲学观点可能也随之发生巨变。但是这并不足以证明你到达了脐轮。

赖希斯泰因博士：可是脐轮不是象征着火，象征着事物被毁灭吗？

荣格博士：的确，但是脐轮并不是毁灭的象征。它更被认为是一种能量的来源。但是您说的没错———一旦提及火，就意味着毁灭。您刚刚也触及对于引起抽象意义的担忧。一旦一件事物太过炙热，让人避之不及时，我们就总是易于诉诸抽象。

汉娜小姐：因为一个人是无法同时看到它的对立两面的？

荣格博士：这是一个很好的说法，非常抽象，但是您还可以更明确完整地指出它。

索伊儿夫人：在幻境中，病人站在火上，然后星辰开始陨落。[6] 于是无人格的体验开始了。

荣格博士：确实如此。在这儿我们看到一个联系。

伯汀娜博士：是否是由于一种能力的缺乏，这种能力让人更加完整地活着，以更强烈的意识活着？

荣格博士：我们认为我们活得相当有意识，并且相当强烈。当我们认识到无意识之后会产生什么效果呢？我们很自然地倾向于不严肃地对待它们，并且发展出一套趋利避害的"只不过"理论来看待它们——这些只不过是幼稚的记忆或者被抑制的渴望。你为什么接受这样的理论？事实上，无意识远不止于此。

克罗雷夫人：了解无意识也就是开始认识阴暗面。

荣格博士：这种说法很方便，但这究竟是什么意思？

辛格夫人：孤立。

荣格博士：这一点可能是认识无意识带来的后果，但是首先是一件什么可怕的事情将人引向了孤立，引向了之前一切的反面呢。

克罗雷夫人：是欲望，所有关于自己的阴暗面。

荣格博士：没错，欲望、激情，整个有情世界的构架开始疏松。性、权力，一切构成我们本性中恶的因素都在我们认识到无意识之后开始瓦解，然后你突然之间看到自我那全然不同的新图景。这就是人们为什么害怕无意识，并且否认它的存在。就好像小孩玩捉迷藏一样，他们躲在门背后大声喊："这里没有人，不要过来看！"所以我们有着这两种绝妙的心理理论：一是门口没有人，不要往那儿看；二是这是无关紧要的事。[7]这些都是护身符式的防御机制。而你最终会看到那里确实有什么东西，也不得不承认那些东西具有如此的力量。然后你对它们进行抽象的指代，小心地用暗示式的语言隐喻地谈论它们。就像一个水手永远不敢说："这该死的大海，总是用黑暗和风暴打碎我们的船！"他们只会说："这包容仁慈的大海……"这样一方面不会激发自己心中的可怕印象，另一方面也不会激怒掌管着自己命运的魔鬼或精灵。生活中有太多这样的隐喻：你不会直呼坎特伯雷的大主教，而是称阁下[1]；你也不会说是教皇颁布了一条愚蠢的圣谕，你会说是梵蒂冈颁布的；取代凶残的政治家的说法是威廉大街[2]或者唐宁街[3]或者奥赛码头（法国外交部的别称，因位于奥赛码头而得名）。这就是委婉的抽象说法。我们的科学中使用拉丁或希腊文字也是同样的意图。语言是绝妙的抵挡魔鬼的盾牌——魔鬼害怕希腊语，因为他们不懂希腊语。于是人们就像刚才举例的那样使用着各种抽象的说法。

所以情况不过是这样的：你来到这个燃烧着的世界，万事万物都炙热无比。受洗之后你就直接进入了地域，这就是所谓的"对称"（enantiodromia）[4]。这就说到了东方的悖论：同样是珍宝的圆满，但是激情为何物？感情为何物？那里有火的源头，有能量的充溢。一个没有热量的人什么也算不上，他体现的仅仅是荒唐，他是二维的。哪怕他让自己出尽洋相也必须把自己置于火焰的炙烤上。火焰

---

① His Grace，直译为他的恩典。——译者注
② 德语Wilhelmstraße，是德国柏林的一条街道，从19世纪中叶到1945年，一直是德国的行政中心，因此常以此街道名指代德国政府。——译者注
③ Downing Street，位于英国首都伦敦的西敏内，在过往200年里，都是重要内阁官员，即英国首相以及兼任第二财政大臣的财政大臣的官邸。——译者注
④ 荣格介绍的一个原则：任何力量过分满溢都会导致它的反面。——译者注

必须蔓延，否则就没有光亮，没有温度，什么都没有了。这个过程充满了矛盾尴尬，充满了痛苦和冲突，显然是浪费时间的做法——它违背了理性。但正如被诟病的昆达里尼所指："这就是珍宝的圆满；这就是能量的来源。"正如赫拉克利特的智言：战争是万物之父。

我们现在说到第三个脉轮中心，这个中心控制着情感，它位于太阳神经丛，或称为腹腔神经丛。我曾告诉过你们，我自己关于昆达里尼瑜伽的首个发现就是这个脉轮的确与我们所谓的心理定位息息相关。这个中心是在我们有感知意识的心理经验内第一个心理定位。对此我必须再次引述我一位朋友的故事，他是普韦布洛①的一名厨师，他认为美国人都是疯子，因为他们深信自己是用脑子思考的。他说："我们是用心思考的。"这里的心就是心轮。[8] 同时也有一些原始部落认为他们的心灵中心位于腹部。这对于我们所有人来说也是适用的：我们的心理状态的确在胃部有所体现。所以我们常会说：心里（胃里）压着石头（Something weighs on my stomach）。如果一个人非常生气，就会生黄疸病②；如果一个人非常害怕，就会产生腹泻；如果一个人性格异常固执，就会便秘。你看，这些表征都显示着这一心理定位的含义。

---

① 普韦布洛是美国科罗拉多州中部的一个城市，是印第安人社区。——译者注

② 黄疸发病的症状常与急性肠胃炎类似，如腹泻腹痛，恶心呕吐，便秘等。——译者注

　　用腹部思考意味着有时候人对自我的意识如此之微弱，只有当内部功能受到影响时才注意到自身的问题，在意识的显示器上一切一闪而过，因为它们不产生可见的影响所以它们不存在。这样的情况仍可在澳大利亚的原始部落看到踪迹：当地人会为了完成某件任务举行最滑稽的仪式。我曾说过其中之一就是通过仪式让一个人生气。类似的仪式还可以在其他原始部落看到。比如在他们打猎之前，会通过这种仪式将心情调试为适合打猎的状态，否则他们便不会去打猎。他们必须被某事刺激起来。这样做的意义不仅与肠胃相关，还与整个身体相关。

　　这样我想起了五十年前我的一位男教师在我们身上使用的原始教学办法。我们是和一根鞭子一起学ABC的。整个班有八个小男生，挨个坐在一张长条凳子上，然后那个男教师拿着一根用三条柳枝编成的鞭子，鞭子的长度正好可以同时抽到我们每个人的背。他说，"这是A"（啪），"这是B"（啪）。你们看，给身体制造物理感觉是传统教育方法。但事实上被那根鞭子抽并不是很疼，当我们八个人同时被抽的时候，其实背部并没有太强烈的痛苦，而仅仅是畏惧。但是这种行为给我们制造了一种印象：所有孩子都得乖乖坐着听课。而与之相反的是协商式的教导，如"你会乖乖专心听课的，对吗？"后果是没人听课，学生会认为这样跟自己说话的老师是个蠢蛋。当老师拿着鞭子抽他们的背告诉他们这是A的时候，他们自然明白了。

正是出于同样的原因，原始部族在传递种族秘密或者神秘教导时会对被传授者施加身体伤害。在这个过程中，传授者对被传授者造成强烈的生理痛苦：他们将其皮肉割开，把灰屑揉到伤口中；或者他们让新进成员挨饿，不让其入睡；或者用他们的智慧让新人害怕。然后他们才开始传授知识，这样新人会因为忍受过这些痛苦而更加忠诚。

我之前说过，对于人们来说第一个进入感知意识当中的心理定位所在是腹部，我们无法感知到更深入的东西了。我无法理解为何原始人将灵魂定位于膀胱，其次才是心脏，而心脏是灵魂的栖居这一认知被沿用至今。比如我们会说："你只是脑子明白，但是心并不理解。"就好似脑子和心之间有莫大的距离，这个距离需要十年、二十年、三十年甚至一生的时间去跨越。对于有些事情，你在脑子当中已经认知了四十年，但是从未触及你的心。只有当你从心里意识到这一点你才会开始注意这种差别。然后从心到太阳神经丛又是同样漫长的一段距离，到了那里你就被困住了，因为在那里你的感受完全不受你的意愿所左右。在那里，你只有血肉骨头，你就像一条虫一样地受你身体功能的摆布而没有头脑意志的参与。但在你的心里对发生的一切是清楚的，分界之处就是横膈膜，它好像地平面。只要你还受控于脐轮神经丛，你就必须忍受来自地心的酷热。在此处热量来自热情、希望、幻觉。这正是佛陀在贝拿勒斯传法时所说的：整个世界充满了火焰，你的耳眼口鼻，任何你倾倒欲望之火的地方，这也是幻觉的火，因为你所欲求之物皆是无物。然而，你所释放出来的情感能量却是宝贵的财富。

所以当人认识到无意识后，他们经常进入一种奇妙的状态——他们感觉到热，热得好似要爆炸，曾经埋葬的记忆也被挖掘出来，他们会因为四十年前发生的事而恸哭。这仅仅说明许多人过早地从不成熟的某人生阶段进入下一阶段，他们忘记了曾经掩埋了还在燃烧的火焰。在那时他们是无意识的，但是现在他们在更深的神经中心触及这些，他们重新回到了那时的世界，然后意识到那些情感仍然炙热，就像熄灭的火堆下面仍然灼热的炭灰。就像去麦加的朝圣者所说的一样：你将火焰用土灰掩埋起来，许久之后灰烬中仍有火星。

当你来到脐轮神经丛，你就到达了更高的一层境地，这时处境将发生绝对的变化。[9]这个脉轮所处的身体位置也象征着即将发生的特定变化。在横膈膜之上的是心轮，即心脏和空气的中心，因为心脏正是放置在肺上面的，并且心脏的一切活动也与肺息息相关。理解这一点很简单。在原始经验中，也是这样认知的。这的确是一个生理事实。我们也或多或少理解脐轮神经丛与心理层面的关系，但是我们现在需要理解大大地跳跃一步，心轮对于心理状态意味着什么？当你坠入地狱之后，怎样的心理将与之伴随？当你进入激情、直觉、欲望等情绪的旋涡中后，会发生什么？

克劳利夫人： 通常会发生"对称"现象吧，一些对立的情况将会出现，比如更加客观而非个人的一些幻觉意象或其他什么东西会浮现出来。

荣格博士："对称"现象中会出现更客观的非个人的情形吗？换言之，现在个人已经不再与他的欲望等同了，他会觉得自身难以被描述形容，因为大多数人还与脐轮神经丛是一体的。这让我们更加难以想象超越此处的状态为何。因此我们需对于象征有所保留。在脐轮之上的一个神经丛是心轮，我说过这是一个与空气有关的脉轮。横膈膜就像让我们离开水域的地平面，于是当我们来到心轮就好像上岸呼吸到空气一样。到底发生了什么导致情况的改变呢？我们是如何上岸的？当还位于脐轮神经丛时，我们仍同时处于海底轮神经丛的控制，至少我们的双脚站在海底轮当中；但是在心轮时，双脚也被带到地面上了。我们来想一想，从字面上推测是什么力量可能将人抬升到地面？

迈耶博士：风。

荣格博士：不错，风也是象征的一种。但还有一种更普通温和的力量同样产生这个结果。

伯汀娜博士：蒸发吗？

荣格博士：这是一个很好的想法，将我们带入了炼金术的象征意义中。炼金术师将这个过程称为"纯化"（sublimation）。但请在我们今天谈到的一个象征范畴中思考一下。

阿勒曼先生：太阳越过地平面。

荣格博士：正是，你就同埃及神话象征一样升到了一个地平面。如果将自己看作太阳，你乘着太阳船驶过天际来到地平面。太阳拥有无上的能量。如果你也依附着法老的神力，太阳就可以将你也提升至一个近乎神的位置。你在脐轮中与太阳能量的接触让你的双脚也抬升到了地面。风也能有这般的力量，因为在原始信仰中灵魂就是以一种风的形式存在的。

因此许多语言里风和灵魂都是同一词；例如spiritus[①]，以及spirare的意思是吹气或者呼吸。英语词animus意思是灵魂、精灵，也来自希腊词anemos，意思是风；pneuma，灵魂、元气，同样来自希腊单词，含义是风。阿拉伯语ruch包括风、灵魂、精灵的含义；希伯来语单词ruach也同时指风和精神。风和精神、灵魂的联系来自人们将生命与呼吸联系起来的认识，人认识到之所以活着是因为有呼吸的进出，那么呼吸就是灵魂。当最后一口气离开身体的时候，人的灵魂也随之而去，只剩下一具尸体。所以我们讨论进入心轮的象征意义上的方式即要么是一股神奇的风力，要么是太阳的能量。为什么这风和太阳会联系在一起呢？也许你们还记得一篇记录一个非常有趣的案例的分析文献。

索伊儿夫人： 是原始人吹气在手掌中然后祭拜日出的吗？

荣格博士： 那个只是跟太阳有关的一个案例，与我们所讨论的不太一样。我曾发表过一篇文章举例论述风和太

[①] 拉丁语，也在古英语中使用，含义包括呼吸、微风、气息、圣。——译者注

阳是一样的。

鲍曼先生：太阳就是风的起源。

荣格博士：正是。你还记得有一个案例记录了一个疯子声称看到太阳下面悬着一根管子。他将这个管子叫作"太阳阴茎"，并且认为这个阴茎造成了风。这显示了在原始意识中太阳和风是一样的。【10】

鲍曼先生：我想起一个希腊神话说在太阳升起前人会听到某种声音。

荣格博士：这说的是埃及人物中的门农（Memnon），神话中传说在太阳升起时门农会发出奇特的声音，因为根据希腊神话，门农是破晓之神欧若拉的儿子，所以每当黎明时分，门农得以见到他的母亲并向母亲发出问候。但是这个神话跟风与太阳无关。我们在这里谈到的意象是试图告诉我们心轮此处在心理意义上对人的作用。我们现在还只停留在神话中寻找意义，但我们需要挖掘的是心理学意义。我们究竟是如何从脐轮中心升到一个不完全由你的情绪所组成的世界的？

汉娜小姐：人自我膨胀，然后自认与神合一。

荣格博士：这是一种可能。但这是非常强烈的自我膨胀的情况，那一半的情况呢？我们在此将昆达里尼能量释放的过程看作一个渐进的过程，因为这可能是一个由几千年的人类经验压缩而来的过程。

鲍曼先生：当你非常情绪化的时候，你会试图表达自己，例如通过音乐或诗歌。

荣格博士：你的意思是说人会因为情绪产生一些话语。但是情绪总是伴随着发声的。当你困于情绪中时，你会表现出许多状况。我们所探究的脉轮提升过程中必定有一个高于情绪的推力使得这一进步发生。

梅里西夫人：是由于一个人开始用理智思考了吗？

荣格博士：完全正确。

赖希施泰因博士：据说原人（purusa）[11]是在心处出生的，所以很可能是在这里对于自我的第一个观念开始完善了。

荣格博士：是的。你开始用逻辑去思考，去对事物做出反思总结。所以这是一个你开始摒弃纯粹用情绪去做出反应的生存模式。为了取代你之前让自己跟随狂野的冲动做事的方式，你发明出一套准则来分离你自己与你的情绪，或者说实际上你是在克服你的情绪。你停止了你的疯狂，然后问道："为什么我要像这样？"

我们发现了在这个神经丛中心的对应象征意象。在心轮中，你注视着那个原人，这个小小的人形是神性的自我，也就是说这不仅仅等同于因果，自然，或者是无目的地释放流淌着的能量。[12]当人们完全迷失在情绪中时，他们的自我意识大大减少，最后被情绪的火焰烧成一团灰烬。正如我们在精神错乱的病例中看到的那样，人们进入一种情绪状态后不可自拔。他们被情绪点燃，最后"爆炸"，成为其牺牲品。然后现在我们发现了有一种与其分离的可能，并且当一个人意识到这一点时，他才称为真正意义上的人。在脐轮中时，一个人仍是在大自然的子宫中孕育的状态，他被操控着自动地去行事。但是在心轮中，一种新的东西产生了，人获得极大的可能使自身超越情绪层面并且审视它。在心处他发现了原人，这个"细至尘埃却大无止境"【13】的拇指小人。在心轮神经中心，希瓦再一次以林伽的形式出现，脉轮图中的这小小的火焰意味着自我以萌芽的形式第一次出现了。

戴尔先生：您描述的这个过程是否就是心理学术语中的自性化过程？

荣格博士：不错。这是你从情绪旋涡中撤离的阶段，你不再与情绪等同。如果你成功回忆起自己，成功地将自我意志区别于激情爆发时产生的冲动感，你就可以发现自性。换句话说，你开始了自性化。所以来到心轮就开始了自性化过程。但是同时，你也很容易自我膨胀。自性化并不等同于发展出自负的自我本位意识（ego）——这个过程并不意味着你要成为一个个人（利己）主义者（individualist）。其实一个个人主义者恰恰是不成功的自性化产物，他形而上学地提取出一个自我本位意象。自性化并不是要成为那种自我，而是一种奇特的存在。没有人能详述或定义自性（self）是什么，因为自己只是其所不是什么的综合，而自我（ego）不在这个综合当中。自我（ego）发现其仅是自性（self）的一个附属特性，处于一种松散的联系中。因为自我本位意识源于海底轮神经丛，而关于自性（self）则是到了第四重的神经中心——心轮，才突然意识到一个不同于自我本位的意识集合的。

现在，如果一个人认为他的心智同时在海底轮和心轮的层面，并且自我就是原人的体现，那么我认为他可能是疯了。用德语中的一个词来形容他再合适不过了：verrückt（疯狂的）。我们仅仅说到可以去观察那个原人，但我们不是原人。原人是一个用来表达无人格发展过程的符号。自性（self）不同于自我（ego），前者是极其非个人的，极其非主观的。当你的自性（self）在驾驭你的行动时，你并不是你自己——这会是你的直观感受。你感到你不得不去做什么事，而你自己变成一个受某个强大意志驱使着的陌生人。就像圣保罗表述的那样："现在活着的不再是我，乃是基督在我里面活着。"（加拉太书2:20）圣保罗的生命已经不再是个人的，而变成了不受个人情感驱使的非主观生命，这不再是他自己的生命，而是在更高维度存在的生命，即原人的生命。

所有取得较高文明成就的原始部落通常都发现了心轮的存在。所以，他们开始用理智推断、评判，而不再是全然野蛮的。他们拥有精心操作的仪式——越是原始的部落，仪式越是精密。他们需要这些仪式来压制自己受脐轮控制的心理状态。他们发明了一系列的规定，各种魔法圈①，规定了谈判的形式、性交的仪式，这一切都是为了

---

① 比喻在某些场合，人被规定不得随意移动，而必须处于某个特定区域的法则，就好像在人周围画了一个有魔法的圈使其不得移动。——译者注

防止脐轮神经丛所掌控的情绪的爆发所采取的特殊心理技巧。与一个原始部落的人谈判，你只需遵守一些特定的规则即可——尽管这些规则在我们看来烦琐无义——但是这是与他们成功打交道的前提。

比如说，他们中间必定有不能出错的等级制度，当你进入那个部落，开始交谈或者宣布谈判的人一定是最有权力的人。如果是我宣布谈判，那我必定坐在一张凳子上，而其他人则席地而坐。首领还会有一个拿鞭子的侍卫，谁要是不跟着其他人马上坐下就会受到鞭打。然后发起谈判人不作声地将礼物展示给众人——火柴，香烟之类——然后首领就会保留较其臣民更多数量的礼物。因为在这样一个时刻，强调等级、展示权威被认为是很必要的。【14】这些都是为了对抗脐轮产生欲望的仪式。当礼物在静默中分配完毕后，发起谈判的人才可以讲话。我应该说我有一个交易，这是谈判的开始。我必须发出一个像咒语的信号让所有人都开始听我讲话，期间没有人能插嘴，大家只是听。然后我讲述我的交易内容，接下来才是我的交易伙伴开始发言。但是对方的声音是被刻意压低的，几乎让人听不见。并且对方也不会站起身来。如果当中有人说话太大声，则会被施以鞭打。人是不被允许大声说话的，因为这会显示出感情，一旦感情显露，则会有打斗被杀的危险。所以谈判过程也不允许携带武器。并且在谈判结束后，人必须说一句特定的当地语，来表示交易到此结束。

我曾有一次在没有说结束语前就站立起来，我的向导很激动地喝止我，"现在不能站起来！"他说。然后我说了那句结束语，一切看起来安好。我必须要讲出那么一句话才能走，这是在宣布那个魔法圈现在可以解除了，然后我的离开才不会让人怀疑有人受到了冒犯而恼怒。否则，这个举动就可能引发任何危险。在他们当中，时常发生有人因舞蹈而太过兴奋而开始残杀的事件。事实上，一对叫作萨拉森的兄弟在西里伯斯岛①探险时，差一点被一群之前对他们非常友好的土著人杀害了。[15]后者因为给前者展示他们的战舞而变得异常激动，进入了战斗的疯狂状态，于是将他们的矛刺向兄弟二人。还好他们幸运地逃跑了。

你们看，心轮对我们的作用是如此的微弱，而脐轮神经丛对心理的影响力却非常大。我们至今仍需控制自己，以礼待人，以努力避免脐轮能量的爆发。

注　释：

【1】　荣格在1926年在开罗旅行，关于这次旅行的记录见《记忆，梦，思考》，第282-304页。

【2】　在11月2日关于幻象的研讨会上，荣格重申了以下声明：

---

① 　Celebes，印尼苏拉威西岛的旧称。——译者注

"我必须克制自己不要谈论我们病人的个人生活，因为这没有任何效果；如果你将病人看作个体那你会迷失。这些幻象不能用个人角度去理解，因为若如此这些都会被当作个人的愚蠢。"《幻象研讨会》，第七卷，第7页。

【3】　荣格在《金花的秘密》评注中写道："神明变成了疾病。宙斯不再是奥利匹斯山的掌管者，而成了腹腔神经丛和医生咨询室的可疑样本。"（《荣格合集》，第十三卷，第54页）

【4】　卢修斯·阿普列尤斯（Lucius Apuleius），《金驴》（The Golden Ass），罗伯特·格雷福斯（Robert Graves）（伦敦，1950），第286页。

【5】　这与霍耶尔的解读方式形成对比。

【6】　见《幻象研讨会》，第五卷，1932年3月9日，第114页。

【7】　此说法参考弗洛伊德的精神分析和阿德勒的个体心理学。

【8】　霍耶尔将心轮比较"心莲，意思是不曾被或不能被伤害的"。（《瑜伽，其脉轮的意义》，第69页）

【9】　荣格在手稿《六脉轮中心说明》中把脐轮比作"肉体的中心，食肉动物"。

【10】　在《力比多的转化和象征》（The Transformations and Symbols of the Libido）（1912）中，荣格引用了他的学生乔涵·霍尼格（Johann Honegger）对一个病人的幻觉的发现："这个病人把太阳看成是'直立的尾巴'。当病人前后移动他的脑袋时，太阳的尾巴也前后移动，风由

此升起。这个奇怪幻象让我们很长时间都无法理解，直到我接触到密特拉神话中的幻象。"

【11】 伍德罗夫（别名：亚瑟·阿瓦隆）把原人理解为"有限意识的中心——它被原质（Prakrti）所限制，产生意识和物质。原人意味着身体和情感面的知觉——这就是有机的生命"。（《蛇力》，第49页）

【12】 关于原人的翻译，荣格在帕坦伽利的《瑜伽经》的注解中写道："知识的主体从一切客体中解脱出来。我怀疑这种解读太逻辑化了，东方哲学不是逻辑性的；他们是观察性和直觉性的。最好把原人理解为原始的人或光明浅显的人。"（《当代心理学》，第三卷，第121页）

【13】 《卡塔奥义书》（Katha Upanisad），引用于《荣格合集》，第六卷，第329页，此处原人被译为"自性"。

【14】 荣格在《记忆，梦，思考》中有同样的论述。

【15】 保罗和弗里茨出版了他们的人类学研究《1893-1896年和1902-1903年西里伯斯岛之旅实录》（Reisen in Celebes ausgeführt in den Jahren 1893-1896 und 1902-1903）（威斯巴登，1905），第二卷。

脉轮的元素和曼陀罗象征

时间：1932年10月26日

荣格博士：我将继续讨论脉轮。我们之前主要讨论了脐轮到心轮的转变过程。通过四个阶段，人在心轮处获得了一种从海底轮就开始萌芽的东西。这四个阶段是如何划分标示的呢？

赖希施泰因博士：它们是四种元素。

荣格博士：不错。在下面的四个脉轮分别拥有一种元素——海底轮是土，生殖轮是水，脐轮是火，心轮是气。所以这四个阶段的转化也可以被看作是元素的转化，元素依次变得更具有挥发性。再往上走我们就到达了喉轮[1]，这个脉轮中心的元素是以太。那么什么是以太呢？你们知道关于以太的任何物理学方面的认识吗？

回答：它渗透一切物质。

索伊儿夫人：你无法触碰到它。

荣格博士：为什么不可以？如果它渗透到任何物质，

139

为什么你无法在任何地方发现它？

戴尔先生：它不能被量化；它只是一种概念性物质。

荣格博士：不错，我们只能在我们的脑子里找到这种物质。这是一种不含有任何物质应该有的属性的概念实体。它是不是物质的物质。那么在这个喉轮的以太中心处——超越了下面的四种元素——一个人达到了什么阶段呢？

克劳利夫人：一种更有意识的状态，或许是更具有抽象思维的状态？

荣格博士：是的，这时一个人进入了抽象的范畴，他到达了一个关于概念的世界。那什么是概念呢？我们如何认定概念的实质？

克劳利夫人：心理？

荣格博士：或者是精神心理（psychical psychology），这样说能表达出精神现象的科学之意。在概念领域的事实是精神意动的事实；这个世界只有精神实体（psychical substance），如果我们可以用这么一个词来形容的话。我想当我们更接近这个世界去观察时，我们可以说这是一个精神现实（psychical reality）的世界。所以从另外一个角度来解释脉轮发展的观点认为，一系列经历的阶段是从粗糙物质到精微的、精神的物质的过程。而认为是从土元素到以太元素转变的阐释则是印度哲学中最古老的组成部分。五种元素的观念也是最晚到公元前7世纪才产生的数论哲学的一部分，而数论哲学则是佛学的前身。许多后继而来的印度哲学，如奥义书，都以数论哲学的思想为源本。所以关于五种元素的概念源头已经不可追溯了——我们无法知晓它形成的时间。有人发现密宗瑜伽中的基础观念部分的形成可以追溯到非常远古的时代。同样我们发现元素转化的观念与我们中世纪的炼金术哲学有着类比关系。我们甚至可以在两者中发现完全一致的关于物质从粗糙到精微的转变的说法，从而进一步推论到人的升华过程。

　　从炼金术的角度说到脉轮，让我想提醒大家把注意力放到火的中心——脐轮的象征符号上面。你们也许还记得，这个火中心的图中绘有一种特殊的图案，你也可以把它们看作一种把手。霍耶尔教授假设性地将此图案解释为卐字符（swastika）的组成部分。[2]但是我从来没有见过三条腿的卐字符。希腊倒是有一种三枝图形（triskelos），但是我不知道是否在印度也有。这种图形被发现刻印在西西里的希腊钱币上，当时西西里还属于大希腊（Graecia Magna，格拉斯），而实为希腊的一个繁华兴盛的大殖民地。这种三枝图形就是有三条腿状的东西。可是卐字符却是四条腿的。所以我建议将其看作是安了一个把手的脐轮三角，就好像有手柄的锅一样，你可以通过手柄将滚烫的锅端起来。我想这样解释可能比较符合炼金术的认识角度，因为脐轮是火和热的区域，胃就像厨房一样，把食物处理好。人们把食物放进锅里，就像放进肚子里那样，通过血液加热，烹制到一定火候才能被人体吸收。

　　日常生活中的烹饪是一个预消化的步骤。举个例子，非洲生长的木瓜树有一种非常特别的性质，它的果实和叶子富含胃蛋白酶，这种酶是胃酸的主要成分之一，具有卓越的消化功能。当地人在吃食之前并不将食物烹煮，而是用这种木瓜叶包裹两三个小时，从而使得食物也变得非常容易消化。

所以说整个烹饪的艺术也就是一个预消化过程。我们在这个过程中将消化能力部分转移给了厨房，所以厨房就是房子里的胃。我们的口腔同样也是一个预消化器官，因为口腔中的唾液含有消化物质。牙齿的机械运动也是一个预消化环节，我们用牙齿咬碎食物就像在厨房做菜切碎食物一样。所以我们确实可以说厨房是人体的一个外部消化道，是物质转化的炼金房。

因此，脐轮神经中心也是物质消化、转换的中心，接下来就有人会期待消化转换完成后的物质形态。事实上这个中心正好在横膈膜下方，将心轮神经中心和腹腔一线隔开。

脐轮上面的心轮[3]是一种全新物质的诞生之地——空气，它脱离了粗糙物质范畴。而火也被认为是粗糙的物质，因为火比气更加质密厚重。它具有极强的移动性，可见并且可触。而气不可见不可触，且极度质轻——你只能通过风感觉它。它比起燃烧好动的火，更加的温和。

所以经过横膈膜这个门廊，我们从可见可触的领域过渡到几乎不可见不可触的领域。这些不可见不可触之物是精神物质，于是我们也把心的区域所作的反应称为感觉和意识。心的特点就是感觉，空气的特点就是思维。感觉和思维要依靠呼吸，所以灵魂和思想总是和呼吸联系在一起。

比如印度的一种习俗，当父亲去世时，最年长的儿子在旁仔细观察以便及时吸入父亲去世前呼出的最后一口气。这口气被视为父亲的灵魂，吸入它是意图让父亲的灵魂得以在世间延续。斯瓦希里语（Swahili）中有一个单词roho，意思是将死之人的打鼾般的呼吸，在德语中有对应的单词röcheln；同时roho还有灵魂的意思。毫无疑问这个词源来自阿拉伯语单词ruch，意思是风、呼吸、精神，也许同样也取义于打鼾的呼吸。所以精神和心灵事物的概念根源来自呼吸或者空气的意识。我曾说过"心智"（mind）的拉丁文是animus，它与希腊单词风（ánemos）非常近似。

心总是具有感觉的特点，因为感觉影响心脏的活动。这一认知不管在世界任何地方都成立。如果你没有感觉，那你就没有心；如果你没有勇气，那你就没有心，因为勇气是一种绝对的感觉状态。人们经常说"把什么放在心上"，或者"用心去学"。一个人学习，必然是用到头脑，除非放在心上，否则你不会记挂它。而只有当你"用心"时，你才会真正掌握这一知识。换句话说，如果该知识没有牵动你的感觉，那么它就不会深入你，进入你的心轮中心。它会像蒸汽一样轻易消散掉。它必须与较下面层次的脉轮神经中心联系起来才可能被储存。所以我上周告诉大家的用鞭子教导小学生的例子当中，孩子因为愤怒之情和疼痛的感受才记住了那些单词。如果单词学习没有伴随这些痛苦感觉，那它们是不会被接受的。这对于原始人来说尤为如此，如果没有痛苦伴随，他们什么都学不会。

那些真正重要的思想和信念只有当我们在生命的某些关头不得不去正视时才会变得清楚明了。所以我们常能发现痛苦使人深刻的现象。在原始部落中，对本族重要信念和思想的传授通常始于族人的青春期萌芽阶段，并且伴随着折磨和痛苦，同时还要辅以一定的道德教导，以防止因为脐轮释放的激情之火引发的盲目行动。

所以心轮是开启精神世界的大门，由此价值观和思想开始得以建立。一个达到一定文明程度的或者一定个人发展阶段的人可以说是一个处在心轮层次的人。他第一次有了关于能力、实在性或者精神事物存在真实性的想法。

举例来说，一个达到脐轮层次的精神疾病患者是情绪和激情的奴隶。我对他说："你真的需要理智一点。你无法看到自己所做的吗？你给你的所有关系制造了无尽的麻烦。"这些话其实无法对他产生任何影响。可是当他一旦越过横膈膜到达心轮神经中心时，这些争执就突然暂停了。价值观、信念、思想，这些精神事实无法被自然科学所认识。你无法用网去捕捉它们，无法用显微镜观察它们。可是它们在心轮处显现出来。根据密宗瑜伽，人至上崇高的、如如不动的本质——原人——在心轮得到展现。所以原人是与思维和价值观等同的。你第一次在这里意识到一个并不是你、却在你精神或心理当中的生命存在——

这个生命存在包含着你，比你更伟大更重要，然而它全然是精神性的。

说到这里我们可以停一停，因为我们似乎可以认为以上所谈论的种种涉及人性成长的全部了。我们其实都确信灵魂或精神具有一定的重量，而我们全体人类到这个时代为止全都达到了心轮层次。例如，通过战争，我们发现最具沉重的东西莫过于无量之物（imponderabilia）①，正如你无法计算公众舆论或者某种精神疾病。全部的战争都只是一种精神现象，如果你深入查看它们的起源的话，它们绝对不会是因为人口或者经济需要而造成的，或者像有的人轻描淡写地说是因为法国感受到了威胁所以必须对德国施以打击。没有人受到什么威胁，大家都有足以维生的钱，德国出口额逐年上升，它已经得到了必要的拓展。所有从经济方面出发的分析和理由都是不充分的，它们解释不了战争现象。只有当人内心在某个时刻爆发出某种东西的时候这一切才会发生。人类任何行动都是始于心理或精神内因的，所以经验告诉我们，要相信精神元素。所以我们现在对大众心理是相当畏惧的。前人没有看到这一点，所以他们不相信广告的价值，而看看现在，大众心理让市场发生了多大的变化。以前也没有人相信一张小小的每天晚上刊印的报纸会成为世界的重要力量之一，媒体在如今被认为具有相当大的话语权力。这也是精神

---

① 该词首先被人类学家布罗尼斯拉夫·马林诺夫斯基使用，意指一系列不能通过简单询问或计算来记录的重要人类现象。——译者注

力量的现实反映。

所以我们可以说人类文明至此已在总体上进入了心轮层次——我们已经跨越了横膈膜。我们不再像荷马时代的古希腊人一样思维了。我们确信意识功能被放置在头上的某个位置。我们在心轮处领悟到许多深远的洞见。我们开始感受到原人意识。但是我们仍然不能十分确定精神存在的实在性，因为我们还没到达喉轮。我们在此仍然相信由物质元素和精神力量构建的物质世界。我们还无法将精神存在或者精神实体与物理或者宇宙现象联系起来。我们还未架起跨越肉体和灵魂的桥梁。[4]

因此，到此为止人类总体上还未跨越心轮和喉轮的距离。所以有人要是谈论喉轮，应当非常谨慎。当我们试图探寻其意义的时候，我们将进入的是涉及未来的领域。因为在喉轮中，我们触及的是超越现实世界的认知观念，因为这个中心是以太的区域。我们正在试图超越皮卡德教授[5]所取得的成就！他仅仅到达了平流层——我承认那个地方的物质非常轻薄，但是还不足以称作以太。所以我们必须建造一种大型的火箭之类的东西把我们射入太空。那个世界是一个充满抽象价值和思维的空间，精神的世界就在自身当中，而在这个世界，唯一的现实性只属于精神呈现出的现实状态，而物质就像是包裹在巨大精神宇宙实体之外的一层薄薄皮肤。前者变成真实存在的后者之外的虚幻纱衣。

关于原子的概念，可能被认为与喉轮中心的抽象意义是对应的。此外，如果我们的认知到达一定程度，我们便有可能对原人的形象有一个非同寻常的整体回顾。因为到那个时候，原人的概念就不再是一个苍白的幻象，而是变成了一切的中心，最终的实在。要达到那个程度，我们必须成功地在最抽象的物理概念和最抽象的心理分析之间找到链接方式。如果我们能够完成这个艰巨的任务，我们就至少碰触到喉轮世界的大门了。所以这是一个必要条件。我认为人类最终会集体到达那个阶段，这是一个进化过程，但是在此之前我们还有很长一段距离。因为喉轮的意义是：完全认识到精神本质或者实在，并将此作为物质世界的存在基础，同时这种认知不是建立在任何道德模型上，而是出于自身的经验。去思索眉间轮和顶轮的意义是没有任何帮助的[6]，上帝知道它们。你可以去思考这些事情，但是如果你没有那种经历，便永远不能真正领悟它们。

　　我给大家讲述一个从一种脉轮状态过渡到另一个脉轮状态的例子。我记得有一个男人，他的性格如果用一个最好的形容词来讲就是最夸张的外向。他一直坚信这个世界是最好的，但是他自己却不好，不过他认为自己应该去给自己创造真正的幸福。然后他开始成天尾随各种女人，因为那些他根本不认识的女人包含着那么多生命的秘密和喜悦。每次他看到街上有女人跟其他男人说话就嫉妒难忍，因为那个女人可能恰好是那个应该给他幸福的女人。他年纪越来越大，遇见他的真命天女的机会也变得越来越渺茫，所以这时出现了新的领悟。他开始分析自己，但是并没有什么改观。直到有一天，他在街上走着，迎面来了一对在亲密低语的情侣。他的心突然疼痛起来，那就是那个女人啊！突然疼痛又消失了，那一瞬间他获得了一个清晰的认识："他们在做、他们会做的事情会自己圆满自己的，我无须去操纵它。谢天谢地！"

你们看，在他身上发生了什么呢？他仅仅只是穿越了横膈膜的阻挡，摆脱了来自脐轮的盲目热情。当然，当他看到那一对情侣时，他想自己也有这样的关系，他认为自己跟那个男的没有差别。他觉得自己跟每一个魅力男子一样，他恨不得自己能钻出自己这身皮囊再钻进那个男人的身体里面。但是他突然认识到他不是那个男人。他撩起了幻觉的面纱，打破了神秘的身份感。尽管他可能仍认为在某些方面他与那个男人是相似的，那个男人是他自己生命的延续，他并没有被抛弃。因为他的实质并不仅仅是他自己，还连同那个男人的实质。他的生命继续着，一切都受到某种安排和照顾，他自然也在其中。

你们看，这就是精神存在凌驾于脐轮所统摄的情感之上时出现的情景。出现的仅仅是一个想法——它没有在可见的层面上产生任何影响；没有任何一个原子被移动了位置。但是有一件事改变了：精神实体开始参与你的活动了。一个想法，一种不可描述的感受，一种精神现象，改变了他的整个情况，改变了他的人生，然后他可以慢慢进入心轮，届时精神世界才将真正开启。

现在，从心轮到喉轮的过程也是类似的。在心轮，想法和感觉是与物理对象结合的。比如说对于男人，情绪被女人所牵动；对于女人，情绪又依赖于特定的男人。科学家的思想与这样那样的书相关。所以感觉或想法的产生总是存在一种外部条件。想法通常比较特定——科学、哲学、审美，等等，它总是和某一领域相关。而感觉通常与某个人或某件事情相关。一个人因为别人做了什么事而生气，因为这个事情导致了如此的状况。因此我们的情感、价值观、想法、信念都取决于事实，以及我们说的物理对象。它们并不在物理对象之中，也并不是物理对象本身。用我的话说，它们是与事实的交织。

有时候那种不建立在现实基础上的信念或者感觉是一种理想化。当一个人从脐轮跨越到心轮时，他应该学会将情感建立在事实基础上，而不是凭借自己的猜测就对他人咒骂，而且他们必须清楚某件事情不合情理的缘由。他们必须要学会这一点。

但是从心轮到喉轮，一个人必须放弃这样的认知，必须承认所有的精神事实都不必与物质事实相关。你对于某人或某事的愤怒，不管看起来有多么合理，但本质上都与外界无关，这种情绪完全来自你自己。这就是我们所说的唯心论。比方说有一个人冒犯了你，你做梦梦到这个人，在梦中你仍然同样愤怒。我认为这样的梦告诉了我们愤怒的本质是什么。但是你有可能争辩到这个人说了这样那样的坏话，所以你气愤是理所应当的，并且你觉得应该对此人采取某种态度去回敬。虽然我承认这都是事实，不过我必须说考虑一下这个梦本身，我们来做一个主观阐释，你将梦中那个人当作你的死对头，但是他其实就是你自己。你将自己的一部分投射到那个人身上，你的阴暗面通过他展现出来，而这让你感觉生气。谁都不会那么愿意承认这种可能性，但是通过一段时间有效的分析，你可能不得不承认这是最接近事实的可能性了，我们可能与我们最邪恶的敌人是最相似的。换句话说，我们最邪恶的敌人可能就是我们自己的某种品质。

如果你达到这个程度，那么说明你开始离开心轮，因为你开始成功瓦解物质的外部事实与内部精神事实的绝对联系。你开始把世间游戏当作你心的游戏，把他人当作你心理状态的投射。无论什么事情发生在你身上，无论你在外部世界如何冒险，都是你一次一次的内在经历。

就好比精神分析并不取决于分析师，而是你自己的内在体验，你在分析中经验的并不是因为分析师，所有的体验来自于你是谁，你的组成部分。不是每个人都喜欢作为分析师的我，也不是每个人都会将我的严厉评论看作冒犯，更不是每个人都会赞赏我用的激烈表达。尽管我一直是同一个荣格，但是每个人在与我的精神分析过程中都会有不同的经验。个人是具有相当大的独特性的，正因为此，精神分析才变得如此困难。我一直是我，但患者一直在变，随之进行分析过程和体验对我来说总是那么不同。不过许多患者会认为他的分析之所以如此是因为我的参与作用。他没有看到这个过程其实是他的主观体验。只要患者这样看待分析关系——即把分析看作是个人对个人的一种情感关系事件或者私人谈话——那么他就不能从中获得应有的益处，因为他在这个过程中没有看到自己。当他意识到一切是他个人的经验之后，他才会明白在游戏中作为参与伙伴的荣格只是一个相对因素。他可以是任何患者所认为的人，他只是一个让你挂大衣的衣钩子，他并不像他看起来那么重要，他同样只是你的主观体验。

　　如果你真的能明白这点，说明你在通向喉轮的路上，因为当你到达喉轮，你会觉得整个世界的林林总总都是你的主观体验。这个世界从而变成你精神的投射。当我认为这个世界是由物质形象组成的时候，是因为我能够触碰到这些形象，而除此之外不能感受到其他任何东西。比如你摸到这个桌子，你可能认为它是那么的实在，可是事实上它只是一个观念，你触碰到的通过神经传递到你大脑的信号而已。如果我把你的手指砍掉，那你就失去了这种触感，但你仍然能感觉到你的手指，因为被砍掉的神经部分的全部功能就在于此，给你的大脑传递某种形象的信号。当我说这种异端邪说的时候，我就在通往喉轮的途中。如果我成功将各位引领到这个神经中心——尽管我希望是不成功的——你们一定会感到窒息，因为在这个地方没有空气，这里只有以太，就好像到了太空，常人是无法在那里正常呼吸的。所以这是一场充满危险的冒险。

　　现在我要提醒大家一点，要谈论这些脉轮，我们必须注意这些对应的曼陀罗符号，它们会告诉我们非常多重要信息。现在让我们把注意力放到这些符号中的动物形象上来，我之前没有对此作太多论述。从海底轮开始，我们看到那里有一头大象，它支撑着它上面的世界，这个意象说明有一股巨大的驱策力在支持我们人的意识，这股力量推动我们去建立一个有意识的世界。对印度教徒来说，大象的作用就象征着被驯化了的力比多能量，等同于马对于我们西方人的概念。它代表了意识的力量，意志力的力量，以及一个人去实践他所求之事的能力。

下一个脉轮中所绘的是海兽摩伽罗。在跨越海底轮和生殖轮的过程中，那一股迄今为止支持你使你成长的力量展现出完全不同的性质：大象在陆地上象征的力量就如同摩伽罗在深海的象征力量。大象是地面上最大最强壮的动物，摩伽罗是水中最大最凶猛的动物。但正是那个推动你支持你进入意识世界的力量成为你进入下一个中心的最大敌人。因为当你要离开之前一个中心所构建的世界时，你已经对那个世界产生了依附，这种执着的心理即是你最大的阻碍。这个世界给你的最好的赐福恰恰是你埋藏在潜意识中最大的诅咒。生殖轮中的摩伽罗，就是水中的大象，它吞噬了你，但它也曾滋养你，支撑你。这就正像我们母亲的角色，那仁慈的母亲抚育你长大，但在你后来的日子中，她却将你吞噬。如果你不能摆脱母亲的掌控，她就会成为你生命中的负面影响。她在你童年和青年时期支持你，而你要真正成人，必须放下之前的一切，但母亲从此与你之间产生对抗力。所以一个人要是试图离开之前的意识世界进入另一种意识领域，潜意识当中的那只大象就开始跟他对立，温顺大象变成了水中凶猛的怪物。

脐轮中的公羊是一个象征性动物。公羊是印度神话中的火神阿耆尼（Agni）的圣兽。在占星学中，公羊是白羊座，居于火星，而火星是代表激情、冲动、鲁莽、暴力的星球。阿耆尼在这里是一个恰当的象征。它也是海底轮大象的新的演化形式。但是在这里，它不再像之前大象的神圣力量一样难以超越。公羊是一种祭祀动物，但是它不像牛一样是那么重大的牺牲祭祀动物，所以这个意象意味着，相对而言，舍弃激情对我们来说并没有那么大的代价。这个脉轮的小动物对你产生的对抗力远远不如之前脉轮中的海兽那么强大，也就是说进入这个脉轮的危险已经减小了，因为你内在的情绪远不如被淹没在你的潜意识中那么危险；无法意识到情绪的状况比受情绪牵缠之苦的状况糟糕得多。这些都在白羊座、公羊的祭祀意象中有所表达，所以说你无须害怕它的力量，它不再像大象和海兽那么强大。至此你已经通过意识到你最根本的欲望和激情度过了最危险的阶段。

在心轮中我们看到的是一只羚羊，同样它也是那股最初力量的新的转化形式。它跟公羊的不同之处在于，它不是生活在平地上，它也不是驯养的动物，或者祭祀牺牲用的动物。它是神出鬼没的，同时不具有任何攻击性，性情害羞，善于躲避，瞬间就不见了踪影。如果你们看到一群羚羊，一定会惊讶于它们迅速消失的方式。它们似乎飞到半空中就不见了。在非洲有一种羚羊，一步就可以飞跃六到十米，好像长了翅膀一般，相当惊人。同时，它们又总是看起来优雅而温柔，腿是那么苗条纤细。它们几乎不怎么需要接触地面，轻轻在空中一跃就像鸟一样地飞走了。所以这种动物有鸟的特质——轻盈。虽然它们生活在地面上，但是好像摆脱了地心引力的束缚。它很好地象征了思维和感觉等精神存在的力量、功效和精微轻质。这个维度的实在已经失去了部分物质世界的粗重。同时它还表明在心轮中的心理活动是同样神出鬼没难以捕捉的。正因为此，心理医生要发现疾病产生的心理因素是非常困难的。

戴尔先生：你认为可以把羚羊替换为独角兽来解释吗？

荣格博士：我认为它们是相当接近的类比。并且独角兽也象征着圣灵，所以它可以作为羚羊在西方意识中的对等物。[7]

索伊儿夫人：独角兽的形象演化自独角犀牛，那犀牛也可以作为一个对等意象吗？

荣格博士：是的，独角犀牛的特质在独角兽神话中得到延伸。独角兽并非一种真实的动物，而犀牛对我们来说却是非常真实的。有一种欧洲犀牛其发源可以追溯到冰河时代，也许独角兽是对犀牛在远古时代的形象的不真切呼应。当然了，谁也不能确定，但是它确实在这里是一个很好的对等意象。

我们提到的羚羊是心轮中心产生的精神作用的适当对应象征，并且发现药物对精神的作用也的确是一件跨时代的大事，就像你从脐轮跨越到心轮一样。我还记得在我学习心理学时教授们说的："精神因素总是起着某种干扰作用，并且想象力也跟它有关，烦乱的心理状态会产生各种各样的病症。"在以前，精神总是被认为是由身体产生的像泡沫或精华油一样的物质，其本身是不独立存在的，它只是某种症状的表现。甚至连弗洛伊德也认为精神是不具有实质性的。对他来说，精神即是心理的，是身体生命的配角，他深信的是它来自许多化学反应，一切又将归于身体的化学元素，它们是荷尔蒙，或者上帝才知道的什么别的东西。所以说对真正的精神因素以及其影响方式的发现是伟大而传奇的。这个发现将精神作为独立个体，并将其作用与身体的功能联系起来。如果一个医生，他将精神心理因素与细菌、寒冷、严酷的社会条件、遗传一起看作疾病的成因，把其视为同样独立存在的一部分，那么他的确是向前迈出了一大步。医学的逻辑思维不太能够相信无法触摸观见的因素，因为心理状态就像羚羊一样难以捕捉。而且你们应该知道，当心理因素在现实中表现它自己的时候，通常会产生对抗和冲突。因为如果它不在我们内在造成冲突，那它就成了意识。意识从来不会产生任何对抗力，我们会认为所有行为都是我们的意识造就的。但是对于精神心理因素确实我们从来都予以否认的。我们否认它或压抑它作祟。比如当我想用什么词责难自己的时候，我会立即出现一种心理机制来反抗我的企图。我会发现这个词好像被偷走了，我无意识地将那个词搁置起来。我对这个词尤其关照，但是我却把它放进错误的口袋里以至于我无法让唇舌找到它。我们经常会有极度想获取的信息却实在无法想起来的情况，它们就像小魔鬼一样从你那里溜走。癔病也是这样的情况，只是这种情况变得更加严重。癔病患者想说出正确的事情，但是说出来的就完全变成错的。所以有的人会认为这种患者被恶魔附体了。这是一种在旧时很常见的观念，这些患者成了巫术之类的受害者。

鲍曼先生：关于这个，有一本很好的书，是弗里德里希·特奥多·费舍尔（Friedrich Theodor Vischer）所著的《又一个》（*Auch Einer/Also One*）[8]。

荣格博士：是的，这是一本德语书，关于事物的恶意。比如你常在坐到一张舒服椅子上之后需要戴上眼镜时找不到眼镜。还有你每次将涂了黄油的面包片掉在地上的时候都发现是黄油那面着陆的。或者当你把咖啡倒进奶壶里的时候，你拿起奶壶的把手，奶总是会从壶嘴漏出来。

戴尔先生：Die Tücke des Objekts.（事物的预谋）

荣格博士：是的，事物的诡计，费舍尔在《又一个》中做了全面的描述。这些说法当然看起来都是堂吉诃德式的不实际，而且也不是我们的行为所致，它们总是像恶作剧一样发生。这些心理因素的隐秘莫测总是让人感到惊讶。在精神分析中，它们总是试图逃脱觉知，当医师要对它们展开攻势的时候，病人总是否认它们，他们会说：

"但是这都是我想做的，这些都是我。"他们避开对它们的分析，因为自我害怕去发现这个秘密。他们害怕这会导致他们头脑中的某颗螺丝松动，然后会得出他疯掉了的结论。

所以从脐轮到心轮的跨越是非常非常困难艰辛的。要承认心理作用是一个真实的、独立且自发的存在形式是非常困难的。因为这意味着你并不只是由你所认为的意识构成。你以为所有事情都是你有意为之，然后你突然发现你自己的屋子里不只你一个人，你并不是绝对的主人，就像一个闹鬼的屋子不断破坏你的活动，你不再对自己享有绝对统治。但是如果你正确地认识这一点，就像密宗瑜伽告诉你的那样，承认心理因素的自主性仅仅是认识原人的第一步，它将开启一切形式看似怪诞荒谬的认知，这就是羚羊的象征意义。

现在你们看喉轮曼陀罗又出现了大象。这就意味着我们在这里会又一次遭遇一股巨大力量，就像在海底轮层次时一样。事实上，这股力量会引领我们进入生命的探索，进入真实意识世界。但这里的力量不再像海底轮一样起着支撑土地的作用，而是支撑着最轻盈、最虚幻、最无常的东西，我们可以将它称为人类思想。就好像大象在这里是为了提供力量以实现头脑中的不实理念一样。我们承认理念仅仅是头脑里的想象，是智力或者感觉的产物，它们是抽象的和推理的，没有任何物质现实能维持它们的生命。

去综合那些想法、去完整表达它们的是理念的能量。

我们举一个哲学例子，柏拉图对洞穴的比喻[9]，他试图用笨拙的比喻来解释我们判断的主观性，这种解释与后来我们所谓的认知学理论如出一辙。柏拉图描写了在洞穴里面背着光坐着的人，看着岩壁上的影子，影子来自洞穴外活动的其他生物。这是一个极为适当的解释观念的比喻，但是直到两千多年后，这个问题才在康德的《纯粹理性批判》中被系统而抽象地明确表达出来。

我们在印象中总是将例如能量之类的被我们称作理论或者假说的哲学或科学概念视为于未来无用之物。然而这些东西正是被喉轮曼陀罗中的大象力量所支撑的，它把这些思想产物转化为现实。我们认为这些思想理论是不实的，其实是出于我们的偏见。

但是事情也不是这么简单。你的推断形成了抽象观念，你很清楚地知道这些抽象观念只是你自己的结论，它们是人为的，你不能确定它们是否能在现实中找到证据。假如你在现实中经历到你所作的结论时，你感慨道："啊，这是真的，我的想法是现实的。"就好比你根据获得的所有气象数据预言第二天会下雷雨，尽管这可能在那个特定的时节并不寻常。然后第二天雷雨如期而至，你不禁赞叹自己："我能做出如此准确的预测真是惊人啊。我的感觉肯定是没错的。"你在现实中证实了自己的想法，而现实又影响了你。它通过各种现象，比如把你淋湿的雨点、轰鸣的雷声、掣驰的闪电，让你感知到现实的面貌。

同理，在喉轮，神象之力赋予了精神世界以现实能量，尽管在此刻精神世界的活动还被认为只是对现实的抽象概括。然而神象并不是借力给头脑纯粹智性的产物，因为逻辑思维是不可靠的，它们永远需要物质证据作为必要条件。但对于精神活动来说，现实并不是其必须存在的基础。比如你很清楚在物质世界的证据当中很难找到合适的材料描述或定义上帝的概念，因为上帝的概念本身并不来自物质经历。他与时间和空间没有关系，所以他也没有任何时间效应和空间效应。但是一旦你有了关于神秘存在的内在精神体验，这种体验的力量毋庸置疑，然后你慢慢开始对此理解，逐渐形成了相应观念。这时上帝这样的抽象概念就变成自我经验的提取了。他不再只是头脑中智性的构建，尽管他也需要智性的参与才能带来理解。但是这种体验中最主要的因素还是精神心理状态，而精神心理状态正是受摄于喉轮神经丛。所以这股不可抗拒的力量不再支持地面世界的现象，而是成为支持精神世界的数据库。

比方说，你知道你非常想做某事，但是你同时感觉你不能去做，就好像有一道什么禁令一样。或者你有时强烈地感到不想去做某事，但是某种心理因素却要求你去那样做，你无法抵御这种要求，你必须去执行它。这就是神象的力量，你可能会觉得这种感觉挺荒谬的。这些都是喉轮的象征表达所带来的现实体验。

目前我们还只说到第五个脉轮，尽管我们已经到达了一个没有空气不能呼吸的地域了。我们超越了大气层，去触及人类，或者说我们自己的遥远未来。这个未来对于任何一个人来说都有同等的潜在机体能力在两千年甚至一万年的过程中作为一种集体经验获得。我们现在所讨论的，是不知道几万年前那遥远未知的先人们对他们的未来所作出的期待和预测，这些先人可能是原始的医学研究者，可能是罗马人或者希腊人。我们现在也期待和预测着几千年后的人类世界。所以现在在我们来谈论第六个脉轮——眉间轮是相当大胆的尝试[10]，因为这完全是我们经验和能力之外的事物，因为我们甚至还未集体进入喉轮中心。但是由于我们可以参考曼陀罗的象征，所以至少我们还能大致构建出一个理论框架来。

眉间轮的曼陀罗看起来像一颗长了翅膀的种子，里面也没有任何动物。这意味着这个神经中心没有任何心理精神因素，我们也无法从此处感觉到任何有对抗感的力量。最原初的那个林伽象征在这里以新的形式再次出现了，这个新的形式就是一片纯白洁净的状态。与之前的萌芽状态不再一样，此时那颗生命种子已经完全放射出纯白耀眼的光芒，完全进入到意识中。换个说法就是上帝已经从在海底轮时沉睡的状态中苏醒过来。所以这个脉轮中心也被称为"与希瓦神合二为一的地方"。人们可以认为它是神秘连接（unio mystica）与上帝之力结合的中心，也就是说在这里唯一的真实既是心灵的真实，然而这里的真实心灵并非个人的情感或智性状态，而是上帝、神的精神力量。在这个中心，神性成为绝对的至高精神主体。神其实是"无我"（non-ego）的同义词。在喉轮，精神存在仍与物质存在有着对立。所以在此处的人仍需神象的力量支持自己的精神的实体。精神因素尽管在内部产生着作用，但是它们与现实的生活仍是分离的。

但是在眉间轮，精神被插上了翅膀，在这里一个人承认自己除了其精神性一无所是。然而这里的精神是非自我的神性意志，它不能被叫作自性（self），而一个人能意识到自己最终将消融于那非自我意志中。自我意识到这里便完全消失了，精神不再仅是我们内在的一部分内容，而是我们变成了精神的一部分，然而我们却获得前所未有的满足感。那股与现实感所对抗的力量就这样不可思议地消除了，因为再无任何事物阻碍你与精神力量相融合。你的行动从此将只被内在心灵力量所驱动，而不会再莫名出现其他要求，因为你自己已经成为那股精神之力。这股力量最终将返回它的源头——神。

而我们要是去谈顶轮则显得多余了，因为顶轮的意义对于我们来说只能是一个哲学概念，而无实在，它不在我们任何人可能有过的任何经验范畴之内。在眉间轮，你仍然有着不同于神性主体的经验。但是到达顶轮后，一个人意识到神性与个体意志之间没有任何差别，没有主体，没有上帝或者神，有的仅仅是梵。你没有经历是因为你不再作为任何事件和感受的客体，你成为那个一，你成为不二的，从而你到达了涅槃。而涅槃对我们来说完完全全是一个哲学概念，是根据假设又通过逻辑推导出的结论，它对于我们来说没有任何现实价值。

索伊儿夫人：我想请问一下在东方传统中，是否每次提升到高一层级的脉轮之后都必须返回到最下面的海底轮？

荣格博士：如果一个人在总体上只打开了海底轮并居于海底轮神经中心统辖中，那么这就是必然的。因为很显然，一个人不可能永远在冥想打坐，或者是永远处于迷幻出神的状态。你总得回到这个世界，从而恢复意识，让你的神性沉睡。

索伊儿夫人：是的，但是您可以从两个方面来理解这个过程：要么同时处于所有脉轮状态中；要么像做一次又一次的来回旅行一样，到达一个脉轮之后又返回海底轮，再进行下一个。

荣格博士：脉轮的攀升的确在曼陀罗象征中表现出来，比如我们提到夜海之旅，以及攀爬神秘的高山，启程神秘的征程，等等。这是一个发展的过程，而不是跳跃式的上上下下的来回。你在高一级脉轮中心所得到的体验永远不会消失。你从海底轮到了充满水的特性的生殖轮，你就不会再返回了，尽管你看起来好像慢慢回到了原初的状态，但是你的一部分自我已经留在了属于那部分的无意识中。没有人能在无意识中不留痕迹却又触及自己的无意识。你有可能压抑或者遗忘你在无意识中所留下的自我痕迹，但是你将因此失去自我的完整性，因为你永远是有意识与无意识的总和。所以你永远不会从你学到的经验中退转，就像一旦当你知道二乘以二等于四之后你的答案绝不会变成五。只有那些自以为到达某一状态而不符实际的人才会感到自己退回到最初的状态。如果你真正地有了某种体验，你是绝不会再丢失的。因为你的一部分已经留在那个阶段了。你可以回到原先的状态，忘记自己曾将自己的一部分——血液或者肢体留在某处，但实际上你的腿可能已经被生殖轮的大海兽啃噬了。有的进入过生殖轮无意识状态的人说："我再也不要到那里去了！"但是他们已经将自己的一部分留在那里了。一旦他们离开生殖轮水域进而接受脐轮之火的炙烤，也将无法回头，因为他们在脐轮获得了激情、情绪的感知便从此与之产生不可消除的联系。

提问：这就像是失去一只眼睛的沃旦（Wotan），是吗？

荣格博士：正是，同时也像是阴府冥神欧西里斯（Osiris），他也失去了一只眼睛。沃旦不得不为了米密尔（Mimir）的智慧之井而牺牲他的眼睛，而智慧正是代表了无意识的。那只失去的眼睛也回到了沃旦的体内，存在在他的深处。[11] 那只眼睛返回到他的内在，让他可以看到地下的世界——这一点补偿了他失去眼睛的痛苦。对于这一个地面世界，他不再有两只眼睛去观看了。所以当你进入了一个更高层次的脉轮，你就不会再退转，而是留在那里。你可能会短暂感觉自我的分裂，但是你越是往更高的脉轮接近，你回到原初状态的代价就越高。假使你回到较低的脉轮层次，忘记在高层次脉轮中心时的体验，那你就变成鬼魂一般的存在。在现实中，你会一无是处，你变成阴影，你所经验的变成空无。

克劳利夫人：您认为去体验各个脉轮应该是同时进行的吗？

荣格博士：当然。我曾说过，在我们实际的历史心理发展经验中，我们已经到达了心轮，而在心轮我们仍可以感知到海底轮对我们的作用，以及其他在心轮下面的所有脉轮中心。这种感知可以来自于知识的记录、传统，以及我们的无意识支配。假使有人达到了眉间轮，也就是那种完全觉知的状态，而不是自我意识觉知的状态，那么他的觉知就会扩展到世间万物——他不仅仅觉察到"这是你"，而是延伸到每一棵树、每块石头、每一次的呼吸、每一只老鼠的尾巴——所有一切皆是与自己同生，没有什么不是你自己。在这种极度扩展的意识中，所有的脉轮都会同时被感知。因为这是觉知的最高层次，那么自然在这种状态下所有先前的体验都会被纳入感知和觉察中。

注　释：

【1】　霍耶尔把喉轮看作"被净化的，或纯净的"。（《瑜伽，其脉轮的意义》，第69页）

【2】　同上，75页。

【3】　霍耶尔认为心轮"是心莲，关乎对生命的洞见力；这就是我们所说的最高创造力"。（《瑜伽，其脉轮的意义》，第90–91页）

【4】　荣格试图与物理学家沃夫冈·保利（Wolfgang Pauli）在《释自然和心灵》（The Interpretation of Nature and the Psyche）（柏林根系列，1955）中有合作。

【5】　奥古斯特·皮卡德（Auguste Piccard）是布鲁塞尔大学的一名瑞士教授。从1931年5月27日开始，他使用一种特殊的气球进入平流层进行科学观测。

【6】　霍耶尔认为定论是"千口或千瓣脉轮"（《瑜伽，其脉轮的意义》，第69页），伊利亚德说："在此处希瓦和夏克缇进行最终的结合（unmani），这也是密宗修持的最终目标，在穿越六个脉轮后，昆达里尼在这里结束旅程。我们应注意的是，顶轮不再属于身体的层面，而是超越的层面——这也解释了为什么人们通常把它称为'第六轮'。"［见米尔恰·伊利亚德（Mircea Eliade）：《瑜伽：永生与自由》，第243页］

【7】　在《心理学和炼金术》中，荣格对独角兽意象的重要性作了展开的论述。（《荣格合集》，第十二卷，第518–554页）

【8】　弗里德里希·特奥多·维舍（Friedrich Theodor Vischer），《同一》（Auch Einer）（斯图加特和莱比锡，1884）。

【9】　柏拉图：《理想国》（伦敦，1955），第七卷，D. 李

（D.Lee）翻译，第514页。

【10】 关于眉间轮，霍耶尔认为："神和男性的力量在这个阶段都消失了，但一种与众不同女性能量仍在运作，它会在最后一个脉轮消失。我怀疑我们能对此找到任何心理学上的平行概念。"《瑜伽，其脉轮的意义》，第90页。

【11】 关于荣格对沃坦的分析没有特别强调此动力，见论文"沃坦"（Wotan）（1936），《荣格合集》，第十卷。

海底轮和集体无意识

时间：1932年11月2日

荣格博士：我们收到来自阿勒曼先生的提问，问题是这样的：

我不太明白为什么我们日常生活的心理活动是被认为只在海底轮中进行的。海底轮状态难道不是描述动物或者更原始的在自然环境中生活的人类的吗？作为文明人，我们的日常为何不是受摄于更高级的脉轮的粗质层面的？若是，那么唤醒昆达里尼能量也就与有意识地理解脉轮的精微层面是表达类似意思的两种说法。也就是说，要唤醒昆达里尼，我们就必须先回到原始状态，回到"母体"，所以就必须先在意识层面理解海底轮，也就是土地的精微层面。

阿勒曼先生提出了一个非常复杂的问题。我非常理解他的困惑，因为这样的疑惑正是体现了站在西方文化角度来审视东方思想时所必将出现的困难。摆在我们面前的是一个悖论：因为通过各个脉轮意义，清醒的意识显然是属于高层级的脉轮中心的，具体来说也就是眉间轮。而代表现实的海底轮是位于最下方的。除此之外，还有另外一个严重的困惑：如果海底轮是代表了我们的现实世界，那么，位于骨盆中的它是如何在脉轮系统中实施它的魔力的呢？

我会尝试着解释我们应该怎样去理解这些问题，但首先请大家暂时将脉轮的象征意义和事物的粗质—精微的哲学含义放到一边。粗质（sthūla）、精微（sūksma）以及精神性（parā）三个词包含了哲学性分析事物的三个审视方面。从理论角度来说，每一个脉轮都可以从这三个方面进行分析。然而脉轮是一种象征。它通过一个完整的图形形成一个复杂综合的整体，揭示它所涵盖的观念和体现的事实。

象征（symbol）这个单词来自希腊单词symballein，意思是放在一起。所以根据词源理解，这个词与放置在一起或者堆积成山的材料是有关的。象征这个词可以被翻译为"一种被视为具有完全性的东西"或者"将事物带入完整意义的视角"。当我们处理具有相当多面性的事物以及彼此在各个单独部分紧密联系而形成整体的不同事物时，就必须借助于象征，才能尽量不破坏各个部分的连接或者失去综合部分的完整性。现代哲学将这种看待事物的方法整理为格式塔理论。[2] 而一个象征符号，即为一个鲜活的格式塔，它也可以被看作一个由一系列高度复杂的、超出智力理解能力的事实材料组成的总和，因此除了诉诸抽象图像则没有其他能够正确且完整表述其内涵的形式。

举个例子，在哲学刚刚启蒙的时代，知识的问题对于思想家来说是如此宏大与棘手。就好比柏拉图，在当时他无法获知"原始人洞穴"外的情景，因此无法构建一个完整的对于知识的理论体系。于是这一使命等到两千多年之后才由康德来完成。

脉轮象征也同理。它们象征的是高度复杂的精神内涵在当下体现出来的各种真实状况，体现了人类在对精神认识的路上所作出的最大努力，因此具有伟大的价值和意义。精神现象是非常复杂的、广袤的、丰富的，我们对其几乎是无知的，它的各个方面重叠交织在一起组成各种不可思议的形态，所以我们不得不用象征来表达我们对精神现象的认知。任何对其所作的理论都是不成熟的，因为这种理论自身必定仅限于精神的某一方面而已，因此牺牲了我们想要对精神进行整体性和完整性的探索。

你们可以看到我是多么艰难地尝试着对脉轮代表的内涵进行分析。当我们学习除了意识还包括整个精神的复杂状态时，需要面对和解决如此包罗万象的情况。脉轮对于我们来说的确是一个很有价值的指南针。在东方，尤其是在印度，他们一直不断探索着整个精神世界。他们发展出对自我的直觉，从而发现自我（ego）和意识（consciousness）不过是自性（self）内在两个不太主要的部分。但这却挑战了我们的认知：我们对未来感到确定并且用意识去把握它，而印度人似乎沉湎于当下的意识体验。但是现在，精神的背景、被我们弃置不理的那片荒原在我们的具体生活中呈现出来。然而由于它们是如此扑朔迷离，我们又不得不用象征物来代表它们。因此，由于理解海底轮位于盆骨并且还代表着我们现实生活的有悖常理的含义，我们就只能用象征来说明。这种说法明显与我们对自身的认识有矛盾：难道我们的意识不是位于大脑的吗，可是我们却居住在最下面的脉轮中？

　　我们在这个秋天开展了第一场英语讲座，在这次的讲座中我们讨论了海底轮的象征意义是针对当下的心理状况，因为我们都被物理世界的生死因果规律所牵制。[3]海底轮体现的是真实状态的、有意识的生活在其中的牵缠和相对于环境的独立。海底轮其实不仅仅代表或体现我们居住的外部世界，还代表或体现了我们全部外在和内在的个人生存经验。但是在西方却没有这样的认知。对自我处境的认识在我们这里是完全相反的。我们只承认自己活在更高层次，我们的意识是位于大脑处的；这是我们的感觉，我们对此深信不疑并且真的让自己受控于大脑思维活动。我们于是变成了自然的主人，我们掌控环境以及改变所有限制原始人类活动的条件。在头脑意识中，我们用主人的态度俯瞰大自然和动物。对我们来说动物意味着"野兽"（bestial）。那些我们应该仰视尊敬的事物被当作是落后而低级的。于是这样的我们似乎"降级"来到了生殖轮或者脐轮中心而变得感性。因为当我们谈论无意识的时候我们是首先肯定了有意识部分的。正如前所述，目前人性普遍到达了心轮中心，于是人们普遍感受到一种由心轮散发出的超个人的价值观体验。所有的文化都创造出种种超个人价值观。而任何一个表现出独立于日常生活的思考能力的思想者都可能到达了喉轮，甚至是眉间轮。

但这些仍只是粗质层面，粗质层面探讨的是个性问题。我们自认为好像个性是受控于大脑的，因为意识以及集体超个人文化是存在于心轮处的。于是我们觉得关于意识和情感的所有方面都在心和脑的位置发生了，只可能超越脑的高度而不可能存在于比心更低的位置。

然而通过心理学研究或者密宗哲学探索，我们找到了一个可以在内在精神中观察超个人事件发生的立足点。要从超个人的角度去审视自我需要我们来到精微的层面。我们可以从这个超个人立足点出发是鉴于我们对文化的创造，因为文化即包含了众多非个人的价值观。对这些价值观的分析引导我们进入精微层面。文化对个人心理行为的塑造过程，可以与脉轮层次的划分对应起来，例如将七个脉轮大致分为腹部、心和头部三个中心，这样，个人生命成长过程或者说整个人类进化过程可以按照这样的层次顺序来经验或者展现：我们从头部开始，要以完全超然悬置且客观的状态去观察，这时我们就发现眼睛和意识是相关的，这种非常细微的观察是通过眉间轮的功能进行的。但是我们不能一直保持这种超然观察的纯粹状态，我们的思想总是会在某个时刻与现实连接起来。于是我们把思维用声音表达出来让空气来传播。当我们将知识诉诸语言时，我们就处于喉轮的位置了。但是当一些正面或负面的情绪被言语文字激起而使得言语变得困难时，心就产生悸动或刺痛的感觉，那么这时的状态就是心轮被激活了。如果情感的程度再激烈一些，比如跟人争吵，你会因为愤怒而全然忘记自己，那时人就处于脐轮。我们不能再往下走了，因为更强烈的情感就会导致身体的反应。在英国，让横膈膜以下的部位得到情感刺激是社交的禁忌。德国人总是能稍微突破一点，因此容易变得感性。而俄国人几乎就是活在肚子以下的——他们总是很激动。法国人和意大利人的举止让他们看起来好像是感情用事的人，但他们自己很清楚事实完全不是这样。

讨论生殖轮对性格和行为产生的作用是一件相当精细且痛苦的工作。生殖轮对人行为产生的影响举例来说，可见于当情感强烈到一定程度而再也无法诉诸语言表达，只能在内心强烈感受的时候。此时你不会在嘴部感觉到任何冲动，而这种刺激感会出现在膀胱之类的地方。生殖轮的内在体验同时还暗示着精神生活的萌芽。只有当人的生殖轮体验被激活时，昆达里尼能量才会从海底轮苏醒，从而学习身体的礼仪体统。道德教育的目的在于能让人在合适的场所照顾我们的种种需要，就像我们在幼儿教育时看到的那样。像狗这样的动物也是学会了社交礼仪的，所以它们才会在某棵树下或者某个角落里作标记当作自己的名片，其他的狗通过这些信息就可以确认领地的划分，不论之前狗的饥饱、大小——不过这些信息在交配季节就变得很重要了。所以说狗可以自行传达出各种讯息，并且根据其他狗给出的信息对自身行为进行驱使或调试。

这种最原始最低级地表达内在机制的方式仍然被人类使用着，就像在一些低级的犯罪中我们可以看到的那样。你们是否知道粪堆（grumus merdae）的作用？一个盗贼会把他的粪便排泄在他成功潜袭的地方，宣告："这是我的标记，这地方归我了，那些踏进我地盘的人会倒霉。"于是粪堆成了一种驱邪的魔咒——这是古老传统的遗风。在原始生存条件下，这种标记语言是非常有力，甚至有时是致命的重要讯息。通过这种记号的新鲜程度，一个人能够分辨周围是否有危险或者有用的动物。同样，这种追踪信号也适合于人类，如果毗邻处有敌对部落，那么新鲜的人类粪便就是对边界的标识。生存状态越是原始，这种生殖讯息的表达就越是体现了内在的精神生活。我们可以认为这是生命最早的自然语言。通过生殖轮来揭示精神活动的方式经常出现在混沌的梦境中，并且常见于中世纪的许多粗俗笑话和谐语中。

而至于海底轮，我们其实是一无所知的，因为在那个程度的心识状态下，内在精神生活还是在休眠的。阿勒曼先生说海底轮统御的生活状态是动物的以及与自然完全和谐共处的原始人的那样，这点非常正确。相反，人类的文明生活应该从更高的脉轮的粗质方面来分析。昆达里尼能量的苏醒与在意识层面理解各个脉轮的精微方面的意义相似。但是我们怎样才能够从精微方面在意识层面理解海底轮或者土元素的意义呢？

在此我们又一次遇到了巨大的矛盾。在意识中的状态属于眉间轮，而与此同时我们又处在海底轮。我们都知道身陷其中而不能清晰、全面地纵观全局的道理，只有当我们能够以旁观者的态度观察并经验时，才能够完全理解我们的处境。比如说只有当我们在其他国家生活一段时间，能够从外部审视自己的国家时，才能够形成一套对那个国家和民族客观的评价。

那么，怎样才能够撇开个人立场而获得超个人的对精微方面的观察力，来认识我们在这个世界或宇宙所处的真实位置呢？我们是怎么知道我们是活在海底轮本能中的呢？海底轮是精神沉睡的地方，因此，实际上我们对此是一无所知的。一开始我说过人类通过创造文化从而也创造出超个人的价值，这种创造使得人类可以获得略知其他心理状况的可能性并且产生移情作用。在超个人价值的创造中，我们就开始发掘内在的精微层面了，这体现在我们创造出的种种符号上面。透过它们，我们可以看到自己的各种精微精神现象的反映，这也正是脉轮符号的意义。除了通过象征符号来描述心理精微活动以外，没有任何其他可行的方法。这种方式就好像通过三维之外的第四维度来审视我们以及全人类的心理状态。脉轮系统也是从这一点出发被创造的，于是它超越了时间和个人的狭隘框架。

印度人对于宇宙课题的切入点永远都不是从氢原子爆炸从而这个世界诞生开始的，他们也不会将人类历史描述成从低等到高等、从无意识到最高意识的进化的过程。因为他们不是从粗质层面来看待人类问题的。他们的眼睛捕捉到的是绝对精微层面的东西，所以他们会说："一切始于不二的梵天。它是不容置疑的绝对实相——存在和不存在。"[4]他们对人类世界的分析是从顶轮开始的，使用的是神的语言，站在神的高度来审视人类，穿透种种文化和历史的包装，直击人类精微或者精神性层面的特质。内在经历对印度人来说才是真正的启示录，所以他们从来不将真理诉诸"我想"之类的方式。

我们眼中的东方与他们看到的自己自然是完全不同的。比起我们意识中的"心轮文化"，不得不承认印度集体文化是处于海底轮状态的。其证据就是印度真实的生存条件：贫穷、脏乱、无卫生系统、缺乏科学和技术成就，等等。的确，如果从粗质层面来看印度的集体文化程度无疑是在海底轮的。反观我们自己的在粗质层面上则已经达到了心轮水平。不过印度人只从精微层面来理解人类世界，从而一切是非判断都颠倒了。我们个体的意识水平可能达到了心轮甚至是眉间轮，但是我们整体社会精神状态仍毫无疑问处于海底轮水平。

假设我们从海底轮意识的认知来解释这个世界，用吠檀多的语言开展这样一个讲座："这个世界只因梵天而始；梵是唯一且不显的。它只知自己的存在：我是梵。于是它成了宇宙。"这样的演讲在这里肯定会被当成疯子的胡言乱语，至少也会被人认为是在进行某种宗教主义的复兴运动。所以如果我们是有智慧地活在现实中，通常在宣讲某事之前会用日常寒暄来开始，用一些实际又具体的理念去开始我们的演说。总的来说，就是我们会从粗质层面来开始任何教法。对我们来讲，最理所当然的东西就是我们的职业、居所、银行账户、家庭以及社交。我们必须将这些对象当作我们生活的承诺去维护。撇开个人生活，也撇开这里或者那里的地域差异，我们也无法达到超个人的程度。因为个人生活必须被首先满足以及完成之后，超个人的意识过程才会在精神世界中形成。

什么是我们内在超个人因素不断在我们的研讨会上得到展现：它是发生于自我（ego）和意识（consciousness）之外的事件。在我们所接触的病人中，他们看到的意象，那些符号和体验，并不是来自某某夫人，而是源于蕴藏在她自身之中的人类集体意识。当个人生活被完全整合进意识之中后，就可以开始对超个人进程进行分析。这样就开启了心理学中的一个独特视角，并且挖掘出一种超越自我意识的体验类型。这样的技巧可见于密宗哲学中，但是与此讨论的有所差别，在密宗方法里，自我是没有任何重要性的。这个视角以及体验告诉我们如何从这个世界那些不可抗拒的现实力量中得到自由，换句话说，就是教我们如何将意识从这个瞬间外部世界中解脱出来。你们还记得水和火的象征图像吗？在那幅图里面，病人把自己画在了火焰之中。[5]这个意向代表了潜入无意识状态，也就是生殖轮带给意识的受洗体验，同时火焰代表着经历脐轮强烈情绪时的痛苦。于是，我们能够理解，潜入无意识，进入水或火的脉轮中心并非是一种堕落（descent）或者后退，而恰恰是对个人的提升，是超越了意识中自我的发展，从个人意识进入到超个人意识的经验。这样的体验拓展了个体精神领域的界限，把整个人类经验纳入自我意识。当我们被这种集体无意识所吸收时，我们的个体性不会被溶解，反而会得以创造。

只有当我们受过生殖轮的洗礼之泉的浸润后才能觉察到，我们意识中的文化无论看起来进化到多么高的阶段，其实仍然在海底轮。尽管个人意识水平可以达到眉间轮，但整个民族的意识水平可能还在心轮程度。不过这种比较完全是站在个人角度而言，也就是粗质层面的，因为这仅仅对我们自己的意识评估有效。一旦意识与自我结合，那么心智立刻就被这个世界所纠缠，这个世界就是受海底轮控制的世界。不过只有一个人的心智与更广阔的精神内容有所接触后才能够看到这一点，因为此时我们不再受限于自我的狭隘之中。

脉轮的符号给我们提供了这样一个超越自我意识之外的视角。它们是对整个人类精神的多样化及可能性所做的直觉性概括。它们给予的是一种宇宙视角。就如同一种超意识，一种广袤的神性意识，从天上审视人类的精神世界。从这第四维的意识角度我们发现的事实是人类总体仍然生存在海底轮的区域。

这是从精微层面的认知。从这个角度来看，我们进入无意识是意识能力的提升，因为这让我们得以从琐碎混乱的日常意识中解脱出来。在通常状态下的意识才是处于低级水平的，它们总是被日常幻想纠缠着。简而言之，我们只比那些动物自由一点点。我们的确创造了许多文化，但是我们的文化并非超个人文化；它们是海底轮文化，是生存文化。我们确实可以锻炼自己发展出眉间轮水平的超个人的觉知，但是那也是个人的眉间轮，从这个意义上讲，就是还在海底轮水平的眉间轮意识。所以，我们无法觉知自己仍然在海底轮，就像一个印第安人从不知自己生活的土地被叫作美洲一样。我们的觉知被禁锢在这个世界的日常事件中，就像被包裹住的火种。当我们思考，我们使用的也是这一套的世界模式。

但是印度人是从光源处来思考问题的。他的思维不是从个人感知开始，而是从宇宙觉知开始。他先说梵，而我们先说这个自我（ego）。我们的思维模式是从个体到普遍，而他们的思维是从普遍到个体。在精微层面上来看，两者的世界观完全相反。从而，印度人认识到这个世界之中充满了因果关系，而用脉轮的术语来说，人类绝对是还处于进化底层而绝非高层。我们在坐井观天，这口井是这个世界的盆骨，我们达到的普遍心轮层次是这个世界的海底轮层次的心轮。我们的文化体现了意识被拘于海底轮的现状。这就是说，从精微层面来看，一切仍处于海底轮的状态。

基督教的教旨也是基于精微层面的描述。在基督教看来，这个世界只是通向另一个更高层次世界的准备场所。

而此时此地，这个世界中的生存状态是充满了错误和原罪的。在早期教堂中举行的各种圣礼和仪式都是旨在将人从个人心识状态中解放出来，让他能够在象征意义的层面上参与更高水平生活状态。受洗的神秘力量——潜入生殖轮的水域——使得"旧亚当"死去而"灵性的人"得以诞生。耶稣的变貌以及升天象征着这样一个愿望，即从个人状态摆脱出来从而进入超个人状态。在天主教里面基督代表着领袖，并且也象征着这种超越神话或先锋事迹给人类的承诺。

但是对于非基督徒的西方人来说，此时此地才是唯一的现实依据。所有粗质层面的需求，在海底轮统御下的生存需求，都必须首先得到满足才有可能进而往更高层次发展。可是在我们到达更高层次以前，我们不可能知道目前的状况。正是因为无知，我们才可以将个人觉知发展到眉间轮层次，并且才能够创造出这样的文化，这是种个人主义的文化。但是在这种文化的背后纱幕里站着的是上帝，是超个人意识。这就让我们看到了精微层面的东西。从文化背后的角度来看我们的社会，才能发现我们所有做出的努力仅仅是出于个人的诉求，那些真理的洞见也仅仅发自个人意识之光。所以从人类整个集体精神状态来看，我们的个体意识达到了眉间轮觉知层次，但是对于宏大广袤的宇宙脉轮系统来说，这还仅仅是海底轮水平。

可以打一个比方来帮助大家理解这个现象。想象一栋摩天大厦，这栋大厦名叫脉轮。这栋大楼的基座深入地下有六层之多，就好像地下室一样。从每一层都可以通向上面的一层，但是不管在哪一层，在里面的人仍然是在地下的。而这个基座就叫宇宙海底轮，而地下的最高一层就叫个人眉间轮。我们必须记住这一点，以免落入神智学（theosophy）的错误，将个人与宇宙、个体意识与神性意识完全混淆起来，从而产生自我膨胀的心理陷阱。

用宇宙脉轮系统的理论来看，我们的层次的确非常低，个人主义文化中没有神性之光，宇宙意识还没有在大众中觉醒。所以我们要促使自己的昆达里尼能量苏醒，以使得个人觉知可以从精微层面审视自性。通过对自性的观察，了解到人类普遍意识状况，然后能够触及无意识的内核。激活无意识体验使得我们可以进一步向上从个人意识发展到超个人意识，因为这意味着神性、提毗或者昆达里尼等说法所代表的能量的升起。昆达里尼从海底轮世界的沉睡状态中苏醒，代表着超个人的、无我的、完整的心识状态在宇宙或者形而上脉轮系统意义上的发展。出于这个原因，昆达里尼与诺斯替教派（Gnostics）[①]的教宗沙德（Soter）所提出"救世灵蛇"（Savior Serpent）的理念是一致的。这两者看待世界的方式都是精微的，这意味着用内在的宇宙意义来解释所有的事件。"精微体"的角度，是超个人的。

---

① 诺斯替教派亦被译作"灵智派""神知派"，是相信神秘直觉说和灵知主义的早期基督教教派，曾流行于地中海东部沿岸。——译者注

对于西方人来说，这种形而上的精神概念是完全抽象的理论，学了这些理论也无所适从。但是印度人的思维方式让他们能够将抽象概念实体化。对他们来说，梵和原人是毫无疑问的真实存在物；在我们看来，这些都是极端大胆的推测。

贝恩斯女士：霍耶尔教授所说的形而上的方面[6]指的是什么？

荣格博士：那也是指的精微层面，我们只能用象征符号来指称那个层面的东西。这些符号可以是水、火等转移到潜意识中造成的印象。

克劳利女士：业力和创造原则（creative principle）是否有任何联系呢？另外儿童心理原型（puer aeternus）是否也与此相关？[7]

荣格博士：业力可以与海底轮的概念相提并论，因为它们都是在潜意识环境下运作的。业力是一粒与生俱来的种子，我们可以说它是——潜意识中的决定因素，事物未成形但业已存在的品质，生命的根。但是创造原则是从根生发出的芽苞，是对于结合的企图，并且是来自海底轮的抒发。只有通过结合业已存在的条件，我们才能够从先验的限制中解脱。

赖因斯坦博士：业力是一种原型吗？

荣格博士：不错，我们最原初的存在形态就是原型中的生命。儿童在会说"我"之前就是处于这种原型形态中。这个世界的集体无意识是如此美妙，以至于儿童不断被重新吸引回到无意识的原型里，要想让他们切断与无意识原型的联系是困难的。有许多孩子永远都无法忘记在无意识中的甜蜜记忆，从而在心理上留下了永生的记忆。这些记忆会继续以象征符号的形式存在。印度人将这种记忆称为"珍宝世界"（jewel world）或者"manidvipa"，意思是在甘露海中的珍宝岛。然而突然之间，儿童从一个美妙的世界进入生命的粗质层面，换个表达方式来讲，就是儿童一旦开始有了对身体的意识，就进入了生殖轮，于是他开始有了不舒服的体验，他开始用哭泣来抗拒。他开始意识到自己的生命，自己的自我，然后带着如此的觉知再离开海底轮。他独立的生命就此展开：他的意识开始将自身从整体精神中独立出来，然后这个世界的原始形象，那个神秘世界给予的奇妙体验，从此被永远遗留在那里。

克劳利女士：心（citta）[8]与昆达里尼有什么关系呢？

荣格博士：心是意识的和无意识的精神领域，是集体心理（collective mentality），以及昆达里尼现象发生的场域。心仅仅是知识的器官，而经验自我的进入恰恰中断昆达里尼的发生。[9]从本质上来看，昆达里尼与心是截然不同的。昆达里尼的突然发生是由于某种与心截然不同的元素的升起。如果昆达里尼与心是同一的，那么她将不能被感知到。

但是我们不用过于纠结这些概念，因为它们所属的思想领域是绝对东方式的。所以我们必须非常保守地使用这些概念。总的来说，西方的心理学术语已经足够为我们所用了。所以我们最好仅在没有对应心理学术语的情况下使用密宗概念，作为专业术语的补充。比如，我们必须要借用海底轮、粗质或精微层面等的密宗瑜伽术语，是因为我们自己的语言无法表达这些概念所包括的全部内涵。但是像心（citta）这样的概念，我们就不需要借用了。同样的，引用昆达里尼概念也只有一个目的，就是描述我们无意识中的体验，超个人发展过程的起始经验。因为通过经验我们知道，在无意识中出现蛇的意象是很常见的。

注 释：

【1】 关于1932年的版本：这个演讲是由沃夫（Wolff）小姐为了德语研讨会而安排，且为荣格博士安排了额外的材料。由贝尼斯夫人（Baynes）翻译。

【2】 参见库尔特·考夫卡（Kurt Koffka），《格式塔心理学原则》（Principles of Gestalt Psychology）（纽约，1935）。

【3】 关于幻象的研讨会在同一天较早时候重新开始。关于荣格对海底轮的评论，见《幻象研讨会》，第七卷，第10页。

【4】 荣格在《心理类型》中对梵有延展性的评论，《荣格合集》，第六卷，第326–347页。

【5】 荣格在该天较早时也对这个图像做了评论，见于《幻象研讨会》，第七卷，第11页。

【6】 霍耶尔如此定义形而上学（metaphysical）的概念："我

在密宗瑜伽神学和形而上学之间作了区分……前者指如何看待神明，如何理解他们，等等，后者是指这种神学观背后的哲学思想。"（《瑜伽，其脉轮的意义》，第25–26页）

【7】 关于儿童心理原型，参见玛丽–刘易斯·冯·弗兰茨（Marie-Louise von Franz）的《永远的少年》（Puer Aeternus）（圣塔莫尼卡，1981）。

【8】 伍德罗夫认为："心（citta）是一种控制器（vrtti），经由它心识和记忆（smarana）接触，形成了即时认知。"（《蛇力》，第64页）霍耶尔认为："心识我们内在世界的一切……它有掌控我们一切的力量，因此心是'灵魂'（soul），我们内在宇宙的全部存在……如果我正确理解了荣格博士的心理学，我认为他对灵魂的理解和心的定义有联系。"（《瑜伽，其脉轮的意义》，第33页）齐默认为心是"通过心灵经历和发动的一切活动"（《印度哲学》，第321页），苏兰德拉纳恩·达斯古普塔说："心的状态有五种：（1）正确认知，（2）错误知识，（3）想象，（4）睡眠，（5）记忆。"[《瑜伽哲学和印度思想体系的关系》（Yoga Philosophy in Relation to Other Systems of Indian Thought）（加尔各答，1930），第273页]

【9】 在对帕坦伽利的《瑜伽经》的评注中，荣格把心翻译成意识（consciousness）。（《当代心理学》，第三卷，第122页）

印度相关文献对照[1]

时间: 1930年10月11日

在最后一天研讨会上我们讨论了所见的图像的意义，应该如何解读它呢？这一系列的图片没有被展示出来。我们不能回避欧洲世界中我们自身的先决条件，因为这关系创造一种符合我们认知路径的治疗手段。我们内在的图像必须复苏并有机地发展起来。

现在各位可以针对荣格博士没有陈述却了解的内容提出各自的异议。换句话说，让我们审视一下，是否有某种思想的转化或细微的影响还没有提到呢？关于这一点，我们知道，我们无法用命运来做实验。我们也不可能决定事件每时每刻的走向。在这种情况下，灵性的发展是与在各时各地所产生的客观因素紧密相关的。荣格博士就是试图找出在各时各地发展中的一致性，这些表现可以通过所有时期的文学作品得到证实。另外，荣格博士还在他的收藏中找出世界上其他地方的人类文明所产生的各种对应图像及其发展脉络，这些将成为证据。但我们还有一个更惊人的证据：一个包含着超过两千年的宗教和哲学传承的物质和符号元素的伟大文明——这就是印度。我们在那里发现了这些图像在历史上的对应物，而这些对应图像自发地出现在荣格的病人那里。因此这也证明人类内在发展历程正呼应了荣格博士所说的心灵的原始结构。

这些平行概念都可见于印度密宗典籍。密宗是在中世佛教与印度教元素深刻交织时兴起的运动，也就是当小乘佛教在印度衰落，而大乘佛教正在蒙古形成并发展的时期。那个时期的大乘佛教正在经历一种由于某种特殊融合而产生的分裂：印度教通过修正一些中高级冥想形式，从调整出一种新的佛教，甚至使得这个分裂出来的教派难以被辨认为佛教。湿婆教派的宗教形式主要包含了密宗思想。中期佛教瑜伽修行分裂成两种趋势：修持（sadhana）和密宗（vajrayana）。

在修持的法术仪式中咒语（mantra）扮演了重要角色。咒语是能够召唤神明的手段。神明的形象随着央陀罗（yantra）[2]表现出来。央陀罗就是祭仪的图像，神明被画在图像的中心。通过强烈地注视神的形象，使神复活了。观者由此进入神明，神明也进入观者。这种方法也许适用于和最高实在的结合，但也同样适用于世俗的魔术把戏。

和修持相对的是密宗（vajrayana）修行。"yana"的意思是载具或道路。"vajra"的意思是矛盾，并且同时有神圣的和肉体的含义。它可以表示：发光、能量、力比多、神圣能量、智性、意识的力量。在有些语境中它还代表雷电和林伽。它的阴性对应形象是帕德玛莲花（padma-lotus），也代表了尤尼（yoni）。在崇拜仪式中常会出现金刚杵和莲花结合的符号。

由于金刚（vajra）的矛盾意义，出现了保守派和激进派的分裂。前者将金刚视为神圣能量。该派代表了一种哲学式思维方向，从而随着时间逐渐失去了强烈的灵性。而激进派对此极为不悦，他们看重金刚的性意味。对该派来说金刚是对个人性欲满足的表达（这两种观点的交锋也正好与如今的心理学学派争论类似）。

大乘倡导万物都是佛性的胚胎，都是如来、圆满的种子，万物也都是由同样的能量形成，金刚就是万物内在的固有的普遍存在。因此佛陀的第四身（精微身）就是这光明力量的极乐形象的显现；这是不坏美善（vajrasattva）或完美祝福（ananda）——极乐（bliss）（尼采：“一切快乐都要求永恒，要求深沉、深沉的永恒。”[3]）在这种极乐状态和这种金刚不坏形式中的如来和夏克缇结合。这样，神和他自身的阴性形式，他的后嗣、他的化身、他的物质，永远地共栖。这种信念可见于湿婆教[4]的各个派别。受敬拜的湿婆神，有着千手千臂。他是山间的猎人，是闪电，是不可见的创造力。他是沉思静默的。他的伴侣是夏克缇，是发散之力，创造之力。这种思想和奥义书中的原人（purusa）和原质（prakriti）相呼应（湿婆和夏克缈对应原人，原质对应林伽和尤尼）。湿婆还被理解并描绘成湿婆-宾度（siva-bindu）[1]，也就是隐藏的创造力原点。以湿婆-宾度为中心，围绕着它的是轮形的夏克缇。这是曼陀罗图像的基本组成形式。这样的轮形也被称为帕德玛莲花。对应这图像的神秘音符是"唵嘛呢帕美吽"（om mani padme hum），意思可以翻译成："噢，莲花中的珍宝。"它们意味着最高形式的完美和最初的时间。一切可言说的都包含其中。对我们来说，这是我们可推测的最高精神境界了，但是对印度人来说，这才只是开始，或者说是出发点。到达这里的人开始活在内在了，而我们都还活在外在。这个可见的世界对到达这里的人来说就是摩耶幻象了，是夏克缇的作品。[5]意识就是摩耶，是由我们先前经验（samskaras，业）投射而来，遮挡在我们眼前的面纱。孩童般的空白心灵被深谋远虑的经验所占据——通过我们所说的集体无意识。但是印度人说："夏克缇有自己的意识。"（在其中有通往那不可思议之境的钥匙。）童年初始的梦中包含着业力（samskaras），也就是心理原型（archetypes）。因此，我们发现儿童画作中的曼陀罗图像也并不奇怪了。[6]小孩子是非常老成的，然后再慢慢变得幼稚。我们的中年可能是最年轻最幼稚的时候，因为这个时候我们已经完全或几乎完全离开了集体无意识。我们

---

① Bindu的梵语意为点，在密宗文献的语境下通常译为明点，代表着创造的开始和融合的终点，指生命里的精华。——译者注

只能在日后漫长的岁月里逐渐找回业力的记忆之后才会再次变老。

在密宗学派里，一种特殊形式的瑜伽练习逐渐得到发展，这就是夏克缇或昆达里尼（kundalini）瑜伽（kundala的意思是蜷曲，sak的意思是能力）。夏克缇-昆达里尼（Sakti-Kundalini）或提婆-昆达里尼（Devi-Kundalini）是一位女神。她是阴性原力，是围绕在莲花中珍宝周围的自显能量。她是圣言梵（sabdabrahman），创造之音。她像蛇一样蜷踞，包围着这中心，这颗金种子、宝石、珍珠、世界蛋。[7]但昆达里尼蛇，也就是提婆-昆达里尼，是闪着耀眼光芒的"迷惑世界者"[8]。通过制造迷惑，她也创造了世界的意识、摩耶的面纱。这就是形成这个世界的阿尼玛，提婆-夏克缇[9]（当然，这种观点是符合男性心理的。从女性角度来看，是阿尼姆斯设计了这个世界）。

湿婆释放了夏克缇，夏克缇产生了摩耶。摩耶是欲望，也是错误：她就是错误的火焰。渴望的意识与沉思的意识相遇。这种化身的视觉描绘可以是横向的，也可以是纵向的。在第一种情况下，摩耶被描绘成发光的火圈（蜂巢状的火焰）。在第二种情况下图像的下面部分是幽暗混沌的，上面部分是纯粹力量和光明。[10]这种纵向布局的意识描绘反映了关于人体脉轮的知识。[11]在最古老的奥义书中，心脏（四个心室）被认为是灵魂或知识以及意识的宝座。心脏是所有肢体和呼吸的宝座，呼吸是生命。而气息从海底轮生发。《诃萨奥义书》（*Hangsa Upanishads*）有道：心处有八瓣莲花。这八瓣对应道德和心灵状态的指南和描述。在中心的是不执（Vairagya）、冷静、中正、超然（参见迈斯特·艾克哈特，Meister Eckhart）。

　　根据其他的经典，梵可以从四个主要位置到达：它们分别在头、颈、心和脐处。《禅定点奥义书》（*Dhyanabindu Upanishads*）同样也说道："那伟大的，有能力的四臂毗湿奴，当在肚脐处被敬拜。"脉轮在昆达里尼的帮助下被净化了。昆达里尼瑜伽中的六个脉轮或六个中心，各有分别。第一个脉轮位于会阴，叫作海底轮。第二个叫作生殖轮，位于小盆骨。第三个脉轮在肚脐区域，叫作脐轮。心轮位于心脏横膈膜附近。在脖颈处有后轮。最上面的是眉间轮，位于两眉之间。比这些在肉体中的脉轮更高的是超验脉轮，是意念和灵性的脉轮。这些脉轮不能像如今神智学所试图做的那样被理解为是实体的、身体上的中心。这些脉轮中心没有物质实体。当人们谈论这个领域时，只能把它们"看作"是位于某处。两条曲线把海底轮到眉间轮贯串起来。[12]的确，一条脉道是从左边睾丸通往右边鼻孔，另一条从右边睾丸出发到左边鼻孔终止。这两条线路被称作左脉（ida）和右脉（pingala）（ida是月亮，阴性；pingala是太阳，阳性）。左边这条脉道象征月亮或者水流，右边的脉道象征太阳或火蛇。除了这两条，还有一条中道susmna。[13]这两条道路象征分别通过知识和灵感获得解脱，而得道者就成为梵。

各个脉轮

海底轮muladhara：这是位于最下方的脉轮，是土的中心，在会阴处。海底轮所具有的性质是无意识的、惰性的、休眠的。湿婆–宾度（siva–bindu）位于中间的一点上，在它周围是盘踞成蛇状的昆达里尼–夏克缇。宾度与自生的林伽（lingam）相呼应，分布在蛇力昆达里尼的周围，两者都被外壳所包覆。这个外壳就是摩耶幻象（maya）。当昆达里尼脱离沉睡状态，意识的世界就拉开了帷幕。在这个世界本身中，夏克缇必然是事先进入意识的，她通过与业力相吻合的想象创造了这个意识世界。然而昆达里尼只有当被饥饿驱赶时才会苏醒，这种饥饿来自于一系列通过不断缓和平复两个对抗的极点的精神训练。[14]当这种外部的矛盾过程结束，最终返回平静时，内在的作用才开始。于是昆达里尼–夏克缇迅速萌发，由此真正有生命力的光芒开始绽放。这个过程就是获得意识的过程。[15]海底轮的动物象征符号是大象，这一形象代表着坚定和力量，跟土的品质一样。代表尤尼（yoni）的倒三角形在海底轮曼陀罗的中间，与林伽重合，形成了花瓣的样子。[16]

生殖轮svadisthana：这是第二个脉轮，过失和欲望的生发之处。它位于一块小小的盆骨区域，与生殖部位对应。生殖轮代表人的水元素特性，它也掌管着排泄功能。它的动物象征符号是一只鬼怪。其曼陀罗描绘了一朵六瓣红色莲花以及一轮新月。

脐轮manipura：该轮位于肚脐周围。这是火的中心，在人体中产生情绪和激情。通过专注于肚脐区域，愤怒之意可以被平息下来。脐轮"散发着珠宝般的光泽"【17】。与此同时，脐轮还代表着血肉，人体这个血肉之躯，是残暴的吞噬他者的鲜血和脂肪的食肉者。它的动物象征是公羊，火神阿耆尼的坐骑。

心轮anahata：心轮是第四个脉轮中心。它与心脏或者横膈膜相关。这个中心代表着空气的品质，统辖着生命之气（vaju pranashakti。Vaju是空气，prana是生命的气息，shakti是生命力）。这里还居住着原人（purusa），人类的纯粹意识所在。从这里，一个人可以观察到阿特曼（atman，真我），从而瑜伽士产生认同："我即是它。"在心轮中，一个人的潜在精神品质诞生了，然后逐渐浮现出意识的显现层面。与之相伴的象征符号是劫波树①（kalpataru tree），其上满载各种愿望，在其下方是镶嵌宝石的（manipitha）圣坛。【18】

喉轮visuddha：喉轮是第五个脉轮，位于脖颈，主要体现在喉咙。这个脉轮掌管语言表达，因此也是精神性的

---

① 也叫如意树或永恒之树。在佛经中，描述这种树能满足信徒的一切愿望，凡有所需，都能立时得到满足，恍如美妙不可言状的西方净土世界。——译者注

一个中心。这个紫色的中心里，白色的以太（akasha）乘坐在白色的大象上。夏克缇-萨基尼（Shakti-sakini）现在是白色了，而湿婆的形象则呈现中性的状态，半白半金色。两者在一起庆祝一种神秘的融合完成。喉轮在月亮力量的影响范围，并且是"通向伟大解脱的大门"，通过喉轮，人得以摆脱这个世界的谬误以及二元对立矛盾。以太意味着充满了各种原型，它意味着对这个世界的意象进行一次弃绝，实现对永恒之物的觉知。[19]

眉间轮ajna：这是第六个脉轮，也是人体中最高的一个有形脉轮。Ajna的意思是指示、理解和控制。它位于两条眉毛中间。[20]到达这一脉轮层次后，上师或者先知便从上面的掌管者那里接收命令。在眉间轮的曼陀罗中，莲花被画成两片白色叶子。[21]尤尼倒三角形现在与在海底轮的状态完全不同：它变成白色，中间的直立的林伽（itara-linga）像闪电一样发出光芒。同时，阿特曼也像火焰一样发光。这是用阳物形式象征着一种纯净的、普遍的力量。在这个曼陀罗中心的咒语是Om字。第六脉轮中，蕴含着玛哈特（mahat/mind）[22]以及原质①（prakriti）。于是，这个"精微身体"[23]，这个钻石身，开始得到发展（见于《金花的秘密》）——同时，这也是歌德所说的

① 原质指由三种力量支配形成的状态或者力量，这三种力量分别是悦性力量、变性力量和惰性力量。——译者注

"浮士德的不朽"。在个人那里此为太萨（taijasa）[1]；在集体那里此为西朗亚嘎巴[2]（hiranyagarhba），或者"伟大自性"（great self）。在死亡的一瞬间，气息从尤尼（yoni）[3]进入眉间轮，通过这个脉轮门户，灵魂进入了上帝意识，进入了无时间的场域，进入了涅槃（nirvana），最终进入了超越身体的最顶端脉轮：顶轮sahasrara。顶轮就好似一个没有地基的房子，在琼浆玉液之海中心的小岛。

麦克·缪彻（Michael Munchow）英译

注　释：

【1】　关于这次演讲的参考来源，参见荣格的手稿《密宗》（Tantrism）和《脉轮》（Chakras）。前者的首页上列出了伍德罗夫的著作，以及来自齐默的《印度圣象中的艺

---

①　意为充满光。在徐梵澄先生译的《奥义书》中被注释为："光明心思中之寄寓者。"——译者注

②　此在英文中的对应翻译是golden seed金种子、golden womb金子宫、golden egg金蛋、universal germ宇宙胚胎，意为宇宙创造的源头。在《奥义书》中被称为是宇宙的灵魂，且描述了它在无的虚无和黑暗中漂浮了约一年后，最终分裂为两个部分，分别是天Svarga和地Pṛthvi。——译者注

③　子宫或阴部。——译者注

术形式和瑜伽》中的参考和摘抄，第26-62页。

【2】 关于闫特拉（yantra，具），齐默说："这个词有着非常广泛的指代，指人用于特殊目的的工具或者装置。这种神圣的图案是一种对魔法的和精神仪式性功能的有效构建。"（《印度圣象中的艺术形式和瑜伽》，第28页）

【3】 理查德·赫林达勒（Richard Hollingdale）把这句话改为："快乐渴望万物的永恒，要求深沉的、深沉的永恒！"［弗里德里希·尼采：《查拉图斯特拉如是说》（伦敦，1985），第332页］

【4】 到1910年为止有将近三百万追随者，尤其是在南印度。

【5】 偏激的灵性和性都是摩耶幻象（maya）的表象。因此佛陀以二道开始他的授道：一条是世俗的道，一条是苦行的道。而两者都是错误的：只有中道才是正道，八正道的正思和正行。但在各种情况下何为正确他却没有说，因为需要在具体情况下定义。

【6】 关于一个小孩从罗德圆圈中作画的心理投射，西格女士做了一次演讲。

【7】 俄耳浦斯神话：世界蛇盘踞围绕着一个蛋。

【8】 在荣格收藏的《蛇力》一书中，荣格勾出"军茶利提毗（Devi Kundali）……迷惑世界的人"这一句话。

【9】 在荣格收藏的《蛇力》一书中，荣格勾出以下一段话："军茶利夏克缇是心，是仪式，是创造层面的力量。这个世界和人类通过夏克缇的活动而存在。"

【10】 在埃及，人们可以看到这样的图像：一条蜷踞的蛇上面

是带着光环的伊希斯。

【11】 根据波斯苏菲派，这三个脉轮有很大区分：（1）大脑的母体，或者说是球心；（2）雪松；（3）百合。参见墨西哥寓言书，《波波尔·乌》（Popol Vuh）。

【12】 荣格指的是脉道（nadis）。关于这里的讨论，参见米尔恰·伊利亚德，《瑜伽：永生与自由》，第236–241页；以及费厄斯坦，《瑜伽：狂喜的技术》，第259–262页。

【13】 《荣格博士的德语讲座报告》（Bericht über das Deutsche Seminar von Dr. C. G. Jung）。

【14】 见《解读幻象》，第一卷，1930年12月8日，第147页。

【15】 1932年版本的笔记：“当一个瑜伽士的心被控制时，他就可以将月亮和太阳的能量各归其位，并且得到限制，自此月亮的甘露不再流失，太阳也无法使它干竭……昆达里尼苏醒后寻找食物，并且像蛇一样嘶叫。它穿越三个结点，直冲顶轮，要吞吃顶轮中间的月亮。”

【16】 1932年版本的笔记：荣格博士给一个年轻的穆斯林小伙子测验了他对于古兰经的知识，其中有记录三种表现形式的基德尔（Khidr）（1）男人的形象，（2）白光，（3）你周围的一切事物，以及你触碰的事物——在石头中，木头中以及这里。

【17】 伍德罗夫：《蛇力》，第119页。

【18】 1932年版本的笔记：“女王以喜乐的形象显现在心轮，由心灵感知到，且也把内在世界变得喜乐，她的头发直立，眼里充盈喜悦的泪水。”

【19】 1932年版本的笔记："关于阿卡西记录（akashic records）的人类学表述是有误导的，因为它不是特定的孤立事件的传承，而是心灵对有这些经历的可能性。"

【20】 1932年版本的笔记：这个有异议的幻象是一束光打在这个孩子的额头上，形成一颗星形。见《幻象研讨会》（1930年12月9日），第一卷，151页。

【21】 1932年版本的笔记：一个瑜伽士的幻象：一团白色火焰直冒到脑袋，火焰形成两条火翅伸向脑袋两边。

【22】 原文为英语。

【23】 原文为英语。

荣格评霍耶尔的德语讲座

1932年10月5日

荣格博士想要针对冥想技巧做一些发言：

冥想的过程与心理分析过程有着明显的共性，霍耶尔博士已经针对两者的区别给了我们一个详尽的宏观上的理论框架。如果我们将这个问题置放在我们自己的经验基础上，那么就会更容易去理解。当然，将我们无意识中那些晦暗、受缚于世俗框架的意象与印度的那些宗教哲学象征比较是非常困难的事。要对脉轮进行冥想，我们首先要将我们原始的经验驱逐出去。由于我们无法马上接受瑜伽中既已形成的图示，所以问题就来了，我们的经验是否能适应于密宗修行的形式。这些问题取决于我们如何去进行这些在印度早已存在的方法。这就是为什么我们需要用自己的方式去熟悉相应的修行内容。

在十年或者十五年前，我的患者第一次给我带来一幅曼陀罗，那时我完全不知道密宗瑜伽。在那时，我们的印度学者对此也并不熟悉——或者说，当曼陀罗被公开后，它不仅仅受到欧洲人的轻视，同时在分成众多教派的印度民众中也没有得到应有的尊重。人们只觉得怪异。但是我们现在要放下这种轻视。的确，曼陀罗是个人且深层次的，对于细小且怪异的事情我们总是很难报以认真审视的态度。

我曾治疗过一个女性患者，经过六年断断续续的分析治疗，我最终非常犹豫地将她领上了"瑜伽之路"。她是一个天主教徒，天主教徒的无意识领域是一块难以挖掘的区域，因为教堂已经在那里建造好了。自然的无意识状态已经被压缩了。在圣安东尼乌斯为亚历山大城的亚他那修[1]所著的传记中记录着他对他的门徒们讲解无意识中的善与恶。他说，魔鬼也可以说出"真理的文字"。但是，他还说：

对我们来说，把背叛上帝的人当作自己的老师是一件耻辱的事。让我们用正义来武装自己，戴上救赎的盔甲，在战场上用虔诚的信心发射出精神的利箭。因为魔鬼不足为惧，他们的力量在神圣的十字架面前不堪一击。[2]

并且，依格那丢·罗耀拉（Ignatius of Loyola）[3]的宗教实践与印度冥想或者我们那些无意识中的幻想异曲同工。宗教实践是根据教堂指导而进行的冥想；它们的目的在于对信仰符号进行演练。通过这种方式，那些在教义上不被接受的念头和幻想能够被扬弃。

由于采取这样的态度，我的患者继而发展出了一种完全瘫痪的症状——所有的一切在外面既已成形，并且也已内化固定。我六年以来一直在分析她在教堂中的经历，她终于承认了自己不会跟神父告解的心里话：她既不相信上帝，也不相信主教，但是她仍然会死在教堂中。尽管她当时的年纪（她当时55岁）已经让自己承受了诸多痛苦，身体外在内在都变得垂死而黑暗。我当时很矛盾，因为我看到她内在的灵魂在渴望挣脱早年的束缚去发掘自己的原创的经验。

我指导她去注意是否在入睡前会出现任何的视觉意象，并且询问她的梦境。可是在我问她梦境之后她便不再做梦了。因此我让她躺下并且闭上双眼，在那时她又出现了意象：她看见一面黑暗的墙。她必须要紧紧抓住这个意象，专注于它（dharana），思考它——"充满它"，如此它才可以活起来。

当她这样做之后，这道墙分裂成为许多树——这时意象变成了黑暗的丛林，还有一些身影在树下移动。这个意象是在新墨西哥，那些身影是当地部落的印第安人。印第安人的原型这时在她那里活起来。

然后一个湖出现在森林前面（森林是人类最原始的居所，代表着无意识。湖面无法一眼望穿，也是代表无意识的意象）。印第安人将独木舟松开摆在湖边，女人和孩子登上独木舟从湖面渡了过去。对岸是沙漠，印第安人在那边撑起了帐篷，生火，做饭，生息。烈日高照，他们都进到帐篷睡觉。只有酋长还在那里，面对着那片沙漠。

这就是心（citta）的世界——那些意象，那些生活的状态，都不是患者制造出来的，它们全然"自生"，遵循自己的法则。

患者现在开始专注地看着这个酋长，但是他一点也没有移动。没有任何事发生。现在患者终于又到了她的教义的死胡同，将所有来自地狱的惩罚放在了无意识的个人经验前面。

不过至少她可以在这种幻景产生的轻松感中度过一年了，事实上，从那以后她就一直可以保持对那些意象的关注。与此同时，她也发展出一种打破这些形象的冲动——比如，她看到沙尘暴中行进的巨大交通工具，还有在大雪中的骑马人。这些形象是对于危险的一种警示，因为她发觉了自身与无意识的接触。但是中断是不可以的，因为故事必须继续下去，必须让它走到终点。患者必须坚持关注这些意象，努力取得进展。

一年以后，她再次回来继续做精神分析。有一天，她特别关注到那个印第安人所站之处的空气——平静、干燥、洁净的沙漠空气。突然之间，她感觉到一丝从前不存在的湿润空气。终于有什么东西移动了，然后这个进展可以刺激她再进行一年的观想。

当她后来再来找我的时候，她告诉我，那个印第安人已经不在那里了。但是他去了哪里呢？她说她现在有了第二个意象，而之前那一个已经消融在现在这个里面了。现在的意象是一条穿着羽毛，戴着王冠的白蛇，散发着光辉和君主的威严出现在她面前。

她个人并不知道这个意象的含义。这其实是非常著名的墨西哥的羽蛇神（Quetzalcoatl）。在印度，这种有羽毛的蛇身形象被视为救世者，通过潜入她的灵魂来唤起她无意识中的灵魂。

这个意象带给患者很大的震动，并且给予她勇气。十年之后，她终于对我做了完全彻底的坦白。所以，这个治疗最终也达到了应有的效果。

那么到底发生了什么呢？那一点点的湿润像露水一样，滋润了那个印第安人，并且使包裹着他的东西破裂。这时，他显示出他真正的含义：他那没有教条主义迹象的异教徒脸孔显露了出来。从教会的角度来看，这是魔鬼的脸，他假装成救世主的形象来误导基督徒。墨西哥尤卡坦半岛的西班牙占领者们就曾宣称他们在这个国家发现的所有十字架都是魔鬼的诱饵。早期的基督徒同样也能够在狄奥尼索斯（Dionysus）和耶稣之间找到共性，认为是魔鬼意味深长地创造了基督的预兆（Anticipatio Christi）来使自己混乱。

这个患者在分析过程中所做的全部事情就是真正的礼拜（Puja）——持续不断地祈祷——最终导致了转化。那个印第安人的消亡，对于我们来说可以等同于理解发生的智性过程。这个患者现在明白了自己内部发生的一切；她理解她个人的神话。如果我们不能够理解的话，那么意象将会一直停留在那里，我们的意识也会困在那个地方。只有当我们将其吸收到更高层次的觉知水平上时，才会有新的意象出现。

1932年10月6日

对于这个话题，我们还可以从心理学角度做出评述，从心理分析案例中得到实验结果。[4]在典型的心理分析中，患者一旦发觉了压抑、投射等的存在，就会产生极大的觉知能量。分析过程本身会带来意识的扩大，但是自我（ego）与客体对象之间的二元对立关系仍然存在——然而这是一个必经的过程。只有在连续的分析中，对应的瑜伽哲学背景才能够被借用进来，在那样的意识状态下，自我和客体才可以分离开来（《金花的秘密》）。这个过程与个体化过程是相联系的，它开始于将自性（self）与客体和自我（ego）分别开来的阶段。如果意识能成功地从客体和自我中分离，继而进入无我（non-ego），就能够到达另外一个既陌生又原本的意识中心。这种不住不执的意识状态就是从答磨（tamas）和罗阇（rajas）①的品质中解脱出来，从激情和与物质客体纠缠的领域中解脱出来。我无法进一步对这种状态作任何哲学上的证明或解释。这只是

---

① 此为三德中的两德，答磨代表惰性，罗阇代表变性。还有一德是萨埵（sattva），悦性，代表纯净的智慧、觉知。——译者注

一种心理体验，在实际经验中常被表达为解脱的感觉。之前使人惊慌忧惧的事物不再让人升起那样的感觉；或者一个人能够看到世间的矛盾性而不被激怒。这样的状态并不是冷漠，而是不纠缠、不执着。意识觉知被转移到一个无物的境地。这种经验会对现实生活产生非常明显的影响。这种状态也许在佛教文献中被用一种最美的方式描述出来了：佛陀受到魔王波旬（Mara）的威胁，然而菩提树下的圣者依然保持平静，没有一丝畏惧或憎恨之意。佛陀的宝座是空的，他并不再是坐在那里。或者像《黎具吠陀》（I，164）中的诗篇描绘的那样："两个亲密结合的友人拥抱着同一棵树。其中一个吃着甜树莓，另一个只是垂眼凝视着发生的一切。"[5]

我们应该考虑到各种案例中的不同情况，因为这些符号象征总是依赖于个体特殊的意识状态。[6]那棵树是生命之树，它的直立象征着展开的前进着的生命历程。当一个人开始了这条"瑜伽之路"，这棵树的意义就立即显现，并且伴随着在这条路上对这种选择的价值怀疑。所谓"瑜伽之路"，就是一种像植物一样生长的道路——植物和动物生长的方式可大不一样。自我意识（ego consciousness）就像是动物，可以选择自由地移动和表达。而树呢，则相反，它不能移动，它扎根于那片土壤中。当一个人产生这种瑜伽意识，他会觉得自己被困住了。不过向上生长的大树形象却又在他看到无可避免的可怕命运时，给予他平静和安慰。

一旦确定了这样一条道路，确定了这样的生长信条，那种基督教徒式的偏见就冒出来了：要如何才能向上生长。这个时候可以把树的形象倒过来了，根朝上，变成倒生树，表明这种生长并非指向天空，而是深入地下。

还有一种树的根既在下面，也朝向天空。这是在强调一个人不论走到何处都在那个地方扎根。这说明一个人的欲求很多。他被告知："所有你周围的事物都是土壤，既然是土壤，你就必须与之连接。"

相反的，有一种树的意向是没有根，两头都是树冠，整棵树都是叶子、花朵还有果实——上下都是天堂。当这棵树选择向下扎根时，很显然它仍会开花结果。我将会逐一讨论这些情况。

1932年10月8日

齐默博士已经给我们展示了一些相对容易理解的材料。[7] 不过我却发现这些材料涉及的内容相当复杂——充满了个体差异性，很难对它们做出某种规范式的定义。每个个体的问题是无法被作为特例来理解的，人们的自知和自省应该感谢各种各样来自外界的参考，比如像齐默这本《印度圣象中的艺术形式和瑜伽》（*Artistic Form and Yoga in the Sacred Images of India*），或者阿瓦隆（Avalon）的密宗瑜伽译著。这些参考告诉我们在每个时代，每个地域，都有着同样的精神问题。而印度的哲学观对我来说是一种厘清个人经验的方法。

在1906年，我第一次在某个精神病患者那里发现了蛇的意象。这条蛇盘踞在他的背上，头部分叉。1909年的时候，我还将此作为案例放入了我的一个演讲报告中，但那时我还没有意识到这个意向的重要指代含义。

一战之后，有一位二十八岁的女孩来找我，希望我在十个小时内将她治愈。她说在她的腹中有一条黑色的蛇。她因为这条蛇来见我，因为她觉得这条蛇将她置于尴尬境地。她的问题是她不接地气，一切行为都依靠直觉，没有任何现实感。她住在一个隐秘的房子里，听不到自己的脚步声，看不到自己的身体。她幻想着自己在某个漂浮的大气球里面，或者是坐在那上面，而我则要射破那个气球。然后那条蛇才能慢慢地向上伸展它的身体，最后从她的最里面出来，她说她看到那条蛇的头是金色。这是我所听说过的最短的昆达里尼成长路线了。这些都不是实际经验，而是直觉。但仅是如此也在那段时间中产生了治疗的效果。这个案例是一个自发的昆达里尼成长形式。

对于脉轮的知识我则在更晚的时候才有所了解。不过即使当我了解之后，我也没有使用这些理论去打搅我的患者的治疗进度。

总体来说，脉轮是人类意识层次的象征。我们可以从人类学或者心理学上来划分这三个不同的精神中心：第一个大致与海底轮—生殖轮对应，第二个与脐轮—心轮对应，第三个与喉轮—眉间轮对应。较低层次的心理中心类似于一种原始心理——无意识的，直觉的，陷于"神秘互渗"（participation mystique）。生命在这个层次上只是一种偶然存在，也可以说在这个层次上是不存在自我的。这时，人不会觉得想要去获得某物，或者做某事；每件事情都是顺其自然地发生，就好像发生在一个他者身上。

第二个层次的心理中心是位于横膈膜区域。脐轮和心轮通过呼吸时横膈膜一上一下地被震动着。在横膈膜以下的脐轮那里发生的一切都是不言而喻的。因为脐轮，所以人类是情感动物，不断被情绪所淹没，一次一次成为激情的受害者。

只有在横膈膜之上，才出现真正的渴望——来自内心的。心轮，产生了第一个关于自性的、绝对中心和生命实在性的概念。这些概念都是心轮中燃烧的火焰。在这里，理性思考功能开始运作。至今，我们仍然使用着和心有关的肢体和口头语言。我们说："我发誓这是真心话。"（cross my heart），或者当我们表示自指的时候就拍自己的胸脯。普韦布罗印第安人用心思考，荷马时期的人也认为他们的灵魂在横膈膜那里（当地语言中phren一词的意思是情感的和思想的灵魂）。我们虽然在知识上认为精神是属于头脑的功能，但是我们的肢体语言仍然沿用着古老的传统。并且一旦涉及感情因素，我们的心理层次立刻滑落到海底轮水平。

但是通常来说我们注意不到这个现象，坚信着自己存在于充满觉知的眉间轮中心，是自己的绝对主宰。如果我们将思维当作我们所拥有的偶发附带现象，那么我们很容易忘记我们的思维是多么经常地控制了我们的行为。通过思考精神与大脑的同一性，我们变得好像神一般清明，但是情感却将我们又一次拉回到更低的神经中心，让混乱继续在我们其中产生效力。

在人类发展历史上我们也可以看到昆达里尼的进化过程。首先是原始发育时期的肚皮意识，那时的人可以注意到自己胃部产生的紧张感、沉重感。保罗也曾说过："肚腹就是你的上帝。"然后人的横膈膜意识在荷马时期发育，那时人们可以感知到自己的情绪。这种情绪可以通过观察呼吸的急促程度和心跳的律动来表达。

只有到了现代人们才注意到头脑的影响能力。在此之前，大脑不过是在有感觉的身体上安装的一颗按钮。这种认知可以清楚地在尼格罗人的岩画上看出来，里昂·弗罗贝尼乌斯的著作《非洲传统》（*Erythräa*）[8]中就列举了许多例子。在那些岩画里面，人的身体非常长，相较之头显得异常小，而且有时人头与动物头可以替换。

只有现代人才会说："我在思考。"这是从喉轮产生的词语。超越具体语言的是更高的抽象脉轮中心。

我想要指出一个重要的类比。在任何情况下，上述象征符号，都暗示着太阳的起落轨道。昆达里尼的类比是太阳蛇，这个意象在后来的基督教神话中指代基督。基督的十二门徒被认为是受蛇状黄道带力量支持的组成一年循环的十二个节点。这些都是创造力改变的象征。在海底轮的是夜晚的太阳，横膈膜是地平线，太阳在那里升起。往上的脉轮从心轮开始则象征着从晌午到日落的过程。太阳一天的运动轨迹就是昆达里尼发展的过程——上升和下降——伴随着不同精神特征的进化和退化。太阳的活动轨迹也象征着人生历程的轨迹。

这些脉轮，进一步形成了一系列象征意义上的公式化步骤、神秘的路数。首先，初学者踏入了黑暗的荆棘丛，然后慢慢太阳神徐徐出现，就像阿普列乌斯的《金驴记》（*The Golden Ass*）中描绘的那样。

对我的理解造成最大困难的是宾度（Bindu）和夏克缇（Shakti）代表的能量或者神性。在我们的认知里面，阿尼玛总是以如此荒谬怪异的形象出现，让人难以察觉包含其中的夏克缇成分。然而这里的神性究竟是指什么？它是对那永不可见的在自性种子中的神识的微弱反射，不可捉摸，就像永远与猎人周旋的狡兔。这就是自性——不可理喻，因为它大于自我（ego）。我们拥有关于自性的微弱记忆，它是种子里的神识，是我们与自性的关系，是自我的意志，是守护神，从内在需求上驱策我们踏上那条道路——它通向微小的个体的神——内在的湿婆。[9]

卡瑟琳那·罗伍德英译

注 释：

【1】 参见荣格《心理类型》，第二版，第78页。

【2】 《荣格合集》，第六卷，第82页。这一段摘自章节《圣安东尼的一生》（Life of St. Anthony），《圣父们的天堂或花园》（The Paradise or Garden of the Holy Fathers），由亚他纳修（Athanasius）和亚历山大大主教（Archibishop of Alexandria）等编纂，E.A.W.巴奇（E.A.W.Budge）翻译，第24页。

【3】 从1939年到1940年，荣格专心于苏黎世联邦理工学院的演讲，内容关于依纳爵·罗耀拉（Ignatius of Loyola）的灵修，同时还包括他对东方文献的评论，《当代心理学》，第四卷。

【4】 该评论后有关于在瑜伽中意识提升过程的讨论，《密宗瑜伽》（Tantra Yoga），第50-51页。

【5】 参见《梨俱吠陀：选集》（The Rig Veda: An Anthology）（伦敦，1981），温迪·多尼戈·奥弗莱厄蒂（Wendy Doniger O'Flaherty），第78页。

【6】 霍耶尔和古斯塔夫·贺耶（Gustav Heyer）将一系列有树意象的梦的解释联系了起来，见《密宗瑜伽》，第52页。

【7】 齐默解释了在瑜伽练习中的自我转化过程，见《密宗瑜伽》，第97-100页。

【8】　李奥·弗洛贝尼乌斯（Leo Frobenius），《厄立特里亚：神圣君主谋杀的国度和时代》（Erythräa: Länder und Zeiten des heiligen Königsmordes）（柏林，1931）。

【9】　霍耶尔尽管认同荣格对精神物理中心的解释，但他认为荣格遗漏了形而上学的层面。（《密宗瑜伽》，第103页）

附录3

霍耶尔的英文讲座

时间：1932年10月8日

霍耶尔教授：你们是否有任何针对昨天讨论内容的问题？

肖博士：在我看来，似乎我们要唤醒昆达里尼能量，就必须先开启第六脉轮。[1]但在那里我们还无法看到昆达里尼，只能像东方人一样脱离现实地观想。我们应该有什么更简单的方法，综合两种思维方式。

霍耶尔教授：就像我说过的，我的观点是基于那些典籍的，比如《六脉轮宝鬘》和奥义书。这些典籍清楚地指出，只有当瑜伽士的觉知达到了喉轮，在净化之后开启眉间轮，在获取到极大的直觉能力之后，完全的觉醒才有可能发生。

昨天我说这只是一个假设。你们必须通过自己的认知去理解原始文本提供的经过了几千年历史发展的观点，而不是依赖于阿瓦隆（Avalon）或者其他现代印度作家对于原始文本的解读。目前我们所有的文献都出自近当代，而原始文献的含义早已被掩盖了。在历史发展过程中，随着时间的推移，原始文献的含义被不断掩盖过去。我试图永远寻求趋近于最原始的材料，因为我深信它们比现在市面上红火的改革后的印度瑜伽与我们的关系更近，与人的关系更近。

在古典瑜伽中对于昆达里尼能量的论述也是一样的。我必须引用《瑜伽经》[2]中的论述，该版本得益于毗耶娑（Vyasa）的注解：《瑜伽论》（*Yogabhasya*）。我必须从最高的层次来解释昆达里尼。在瑜伽士的修行发展中，一直都存在男女力量的结合理论。这种结合由三角形和林伽图腾所象征，这点你们已经知道了。我们既知的事实是，女性的力量通过男性力量促进知识的增长，但是女性力量只在三个阶段通过三角象征符号表现出来。这意味着在我们的内在发展中，女性力量长期占据着非常重要的地位。并且很显然，女性力量的情色方面与有关觉醒的意识息息相关。我将这种意识的首次觉醒称为粗质昆达里尼。这不是至高的、精微的、绝对意识层面的昆达里尼。许多瑜伽典籍，哈达瑜伽，以及瑜伽士们在谈论昆达里尼时，都指的是女性力量与男性力量结合之后产生的创造性元素的觉醒。但是在《六脉轮宝鬘》中，只有那精微的、至上的女性力量才代表了昆达里尼。所以对于西方人来说，甚至对于印度人来说，我们和他们所理解的昆达里尼能量只是让人内在发展的力量，而这并不是真正的昆达里尼能量。我们必须知道女性力量有着两个方面，并且只要昆达里尼能量还在底部脉轮爬升，这股力量就还没有觉醒。

克劳利夫人：的确！但是我不理解的是这两种力量为什么不能同时作用——因为正是女性力量使得昆达里尼觉醒的。

霍耶尔教授：我想要强调的是，当我们说唤醒昆达里尼时，我们通常说的只是初步的阶段，也就是停留在眉间轮的位置。如果我们将昆达里尼的觉醒当作一种内在精神状态的进化过程的话，我们离那个最终的阶段还差很远的距离，但是它就在更高处等着我们。

昆达里尼与希瓦结合时（这意味着我们的内在自我的结合），我们重拾那股力量，象征着直觉之光降临个体。当昆达里尼与希瓦结合于眉间轮时，这股力量渗透到精神生活的所有方面。这个力量甚至可以到达最低的那个情色区域：生殖轮的位置。所以当一个人的昆达里尼能量觉醒后，他的世俗生活的方方面面都会改变；尽管表面上看起来没有变化，但事实上那种状态与之前的经验完全不同了，一切都是全新的。我们可以看一看类似的日本文献。我不知道你们是否知道铃木大拙博士的《禅论集》（*Essays in Zen Buddhism*）。在其中一篇文章中配有一幅图片，叫作"牧牛十图"，这个图片中的牛象征着最终的现实。经过长时间的寻找，信徒发现了牛，这意味着人最终把握住了他最内在的现实。在这里揭示出一个在瑜伽中不太讨论到的问题，图中显示的是当信徒发现牛之后就不再在意牧牛。这里的象征是当他得到最高的直觉力之后，他就再不关注此：他已经让这股直觉力再次沉入潜意识。图中的信徒躺着入睡，阳光照在他的脸上；然后他起来走向城镇：

带着被赐福的双手进入城市。他那朴素的小木屋的门被关上，连那最智慧的人也不认识他。他的内在无法被窥探，因为他遵循着自己的道路而非追随着古代圣人的足迹。他拿着一根胡瓜到集市去，然后拄着一根拐杖回家。同行的还有一个酒鬼和一个屠夫，他和他们都成了佛。

敞露着胸膛并且光着脚，他走进了集市；

被泥土和灰尘包裹着的他，笑得多么灿烂！

他不需要来自天上的神力，

那一触一瞥，让枯木开出花朵！【3】

可能荣格博士可以对这个文本作一些心理学方面的阐释。

荣格博士：我来这里是为了对一些疑问做出解释的。但是我无法在霍耶尔教授的讲解基础上做出更清楚的解读了。不过如果你们有任何心理学层面上的问题，我很愿意发表我的观点。我无法揣测你们的疑问。要用我们的心理语言以及思维方式，和特定的术语还有意识形态产生连接的确有很大的困难。

比如说，类似"如何唤醒昆达里尼？"的问题，对于每个人来说理解的程度是不一样的。因为有的人已经立即体验到这种经验了，而有的人只有在完全理解之后才可以开始这个过程。

肖博士：似乎这个经验带给我们的体验正是荣格博士所告诉我们应该避免的。荣格博士非常强调世俗生活的价值，或者说强调精神与世俗生活两者同等重要。

荣格博士：不错，瑜伽也同样强调这一点。真理在我们的身体中，而不是在虚空中。

霍耶尔博士：当然，这个观点明显地体现了密宗瑜伽与古典瑜伽相悖之处。在古典瑜伽中，有一种倾向是当人获得至高的直觉力之后就停止在那里，这是一种倾向于放弃外在世界的观念。但是密宗瑜伽的理念认为当人成功唤醒昆达里尼能量之后，这股能量必须返回海底轮。你们必须带着历史意识去理解保持高度精神生活的危险性和必要性。

克劳利夫人：我想听听荣格博士从心理学层面解释一下霍耶尔教授所说的原人（purusa）和阿特曼（atman）之间的差别。[4]

荣格博士：从心理学角度来看，你很难在两者中做出区分。两者也许是完全不同之物，但在心理学意义上是完全一样的。甚至在哲学意义上，两者也被作为同样的概念使用。至少两者之间差别的细微程度让它们在心理学范畴无法做出区分。

克劳利夫人：是否对于阿特曼（atman）的体验一定先于对原人（purusa，神我，普鲁沙）的经验？

荣格博士： 如果你试图在印度文本的本义上去思考这些术语，那么你会完全丧失方向感；它们太复杂了。从心理学角度去理解它们简单许多。当我们试图解释它们时，我们已经将其简单化了。当你对这些术语有了切身的经验之后，你会发现整个过程是多么的庞杂——然后你才能理解为什么印度人要就这些简单的概念性术语创造出那么多的象征。但是在心理研究中，我们采取了相反的方式——简化。心理分析中，你必须对所有压抑着你真实感情和心理意图的抗拒行为和个人情绪保持相当的觉知力。所有的抑制都是不纯洁的，而只有当心智被彻底净化后，心理转变才开始发生。

因此，瑜伽强调人在希望开始昆达里尼觉醒之路前，必须要净化自己的心（citta）。这一点在心理分析治疗中也成立。你只有拥有绝对纯净的心识才能保持绝对的客观，如此你才可能承认在意识中独立存在的那些意愿，比如客观地承认某种幻想。所以在你能够承认这些独立存在的心理现象之前，你必须要移除许多限制，直到任何客观存在的心理过程不再发生。只有当你认识到心理内容拥有其自主性，那些念想出现并非是你创造了它们，它们是通过某种内在自发机制生成时，你才能够了知自己的内在。至此，客观的心理发展才能开始。然后内在的原人（purusa），真实自我，逐渐苏醒。

克劳利夫人： 正是如此。对心识的控制和对心识的了解是两种全然不同的心理状态。

荣格博士：它们一个是准备阶段，一个是真正的觉醒状态。你们说的阿特曼（atman）的觉醒，其实只是结果。而对于原人和阿特曼的区别，我建议不要做现实意义上的区分。

克劳利夫人：除了您对他们的解释，两者看起来似乎有很大的区别。

荣格博士：我刚刚解释的是心识（citta）。第一个部分是解释心识，第二个部分是昆达里尼能量的觉醒，并且只有在昆达里尼觉醒状态下，自性才会出现。这个现象在心理分析中对应的阶段是人能够客观地认识到心理变化过程的阶段。在这个阶段原人的概念出现了。

霍耶尔教授：阿特曼和原人之间没有本质区别，它们几乎是同义词。唯一的区别是——这个区别的细微程度让解释变得非常困难——自性可以在许多不同的方面被反射，这就正像荣格博士所说的。一开始你的心识无法看到自性（self）。就好像河流中的倒影一样模糊。但是当你来到心轮，这个倒影就开始在水中发光，现在对你来说自性的真实性似乎已经不言而喻了。但在此之前，由于你无法看清水中暗淡的倒影，同样，你也怀疑自性的存在。但是现在虽然你仍有疑惑，你也无法再忽略它。尽管它的轮廓仍然笼罩着海底轮代表着创造力的红色。现在在更高的脉轮中，自性呈现出宁静的状态：绝对的纯净。心只是原人的一面镜子。当到达那个阶段后，烦恼（klesha）被消除，然后自性完全显现，这时阿特曼以绝对至上阿特曼

（paramatman，至上之灵）的身份出现。其实就是在不断发展的心识中从不同的方向反映这个演化过程。

汉娜小姐： 现在让我非常困惑的问题是，到底西方和东方在达成这一状态的方式上有何不同。当然除了东方的方式很明显地必须经过怪兽摩伽罗的爪牙之外。

荣格博士： 霍耶尔教授对于东方的修行方式给大家提供了非常清楚的解释。[5] 而如果你仔细研究精神分析的方式，就会了解西方是如何发展内在力量的。

索伊尔夫人： 我认为让人对这个问题产生困惑的原因来自我们试图将西方和东方的方式作绝对区分：瑜伽和精神分析。

荣格博士： 对于密宗瑜伽中所称的昆达里尼能量觉醒，我的名称版本是精神客观性（psychic objectivity）。例如我们在英语研讨会上所分析的在不同程度上体验到的各种意象，都应该属于精微层面而不是粗质层面。因为它们都来自虚无，没有根基；它们是普遍的，而不是个人的。如果你不能理解并且承认它们的普遍性，那么你将无可救药地体验自我独特性的膨胀。所以觉醒之路起始于去除自我性的客观意识体验。你意识到对于你的思想你并没有自主权；一念无论来自天堂还是地狱，你都无须归咎于自身。一些特别的幻想，特别的梦，都来自非自我性，它们都并非因为某种特定的意图而产生。那些特定的内容只有当你与自我阻断后才能被经历并且产生重要的作用。

所以人们都有一种寻求神秘经验的倾向，以此摆脱平凡的存在性从而使自身能够扮演更为重要的角色。就连澳洲中部最原始的土著居民对于他们的图腾崇拜仪式都有着复杂而精细的理念。当他们在进行仪式表演时，他们不会觉得那是自己的行动，而是当地神话中的黄金时代的祖先们在行动。他们将自己视为神圣的英雄。就好比，我现在并不是荣格，我是扎拉图斯塔，因此我可以说最为荒谬的话，因为我发出的声音来自几个世纪前，受托于伟大的祖先，最后我的身份再次回到一个普通市民。这样的事如果没有满足人们的心理需求，那么就不会有存在的价值。所以它们尽管超出现实理解范畴，但的确是有作用的。我们的理智无法使我们理解这些现象，但是它们确实有效。

这就好比有一种观念：每个人都必须过一种正常的生活，并且至少有两个小孩。但是许多人并没有两个小孩，或者有更多的小孩，或者有人压根没有想要小孩。真实的生活是非常没有规律可言的，许多看似不应存在的人事存在着——就像修道院，它们存在并且还兴盛，尽管他们的存在与十九世纪中产阶级的理性认知相悖。

因此在那种无人格的体验当中，你觉得自己仿佛不是自己，个人好像是一个舞台，那些非人体的体验是这个舞台构成的本质元素，各种神秘的剧目在此上演，而无人格的体验是人为制造出来的。我经常提到密特拉教神话，那些神话中的人们或都变成了士兵，是上帝的战士，或成为狮子，或成为太阳的神使。[6] 不同的意向存在于不同阶段的无人格经验。比如，一位罗马的旅店老板在将自己内化为神的战士之后，自身的孤独感会降低。尽管他的现实身份仍然只是一个旅店老板，但是内在里，他体验到超出这个三维感官世界的更高层次的自我：通过非人格意识的这扇窗，他看到了另一个维度的风景，即精神实在。

这种想法的证据是其自发性——这种体验降临时就像是所多玛（Sodom）和蛾摩拉（Gomorrah）①突然蔓延的烈火，它甚至可以摧毁我们的生活。你可能觉得自己一切正常，世界也是正常运转，然而突然发现自己无法走到街对面，因为你有了广场恐惧症。你并非自己创造了这个症状，而症状自己突然擒住你的脖子。是什么导致了突如其来的疾病呢？我们说这仅仅是一种病，仅仅用一个单词就能概括。或者你也会认为是某个邪灵制造的恐惧。这是通灵界的常用解释，也被其当作异世界存在的证明。所以我建议所有患有这种神经症的人，去深入你的病症，然后把它掌握在自己手里，而不再受其所控。

现在说回来，昆达里尼瑜伽在东方信仰体系中是一种非个人体验的确切表达。这个表达的符号体系会在我们西方的视角中产生诸多理解障碍。霍耶尔教授一定不会鼓励我们从字面上去理解这套理论。只有在西方的精神范式下，超脱地、更综合地审视才能让这套理论在西方活起来。当人们不够了解某事时，就会有将其过度简化的倾向。而那些最喜欢简化世界的人们，就是世界上最大的混

---

① 这两所古城在圣经中是被上帝决定毁灭的罪恶之城。——译者注

乱制造者。心理精神领域绝无简单之事，即使你有一些直接的心理类比材料可以帮助你看到东西方精神范式的联系。

汉娜小姐：东方信仰体系似乎有些教条主义。

荣格博士：想一想那几千年的东方历史，那出现过的成千上万的人和其中形成总结记录这些知识的卓越大脑，你很容易明白为什么这个体系是教条主义的。

汉娜小姐：心理学是教条主义吗？

荣格博士：是的，当人们断言不存在无意识，或者将此打上"异端"标签，人们不会意识到自己骨子里是教条主义的——就像回到了非洲。[7]

蒂勒小姐：霍耶尔教授在昨天提到除苏素（Suso）没有任何一个欧洲人在高层次上真正唤醒了昆达里尼能量[8]，我的问题是通过精神分析的帮助有可能有助于达到那样的阶段吗？

霍耶尔教授：兴许花上个一千年是可以的。

荣格教授：你必须要知道印度是一个特别的国度，他们的祖先在不可追忆的远古时代就开始在那里生息繁衍，并且将一种精神上文化上的连续性代代相传。而我们的历史是没有这样高度的连续性的。我们还经历过文化的断层。另外印度人也是一个特别的民族，他们不仅仅是雅利安人（Aryan），他们还有来自非常古老的人种达罗毗荼（Dravidism）的血统。所以他们这套密宗瑜伽体系是非常古老的。我们必须承认基于我们的根本差别，瑜伽哲学对我们是绝对陌生的，并且我们所经验到的精神体验需要用另外一套系统提炼解释。我们绝对不能表面化去接受那套语言，从字面上——一对应我们的体验，因为它们对我们来说是不自然的，这会产生问题。

瑞马克：我认为一些根据我们西方的认知系统划分出的精神阶段和印度瑜伽是类似的。

荣格博士：是的，精神分析心理学的确是一种类似的尝试。但是当我们没有获得足够的关于密宗瑜伽的资料时，我们不能确定是否可以将两者作如此近距离的类比。许多密宗文字没有被翻译，甚至一些研究专家也不能完全理解文字抒意。近年来，通过约翰·伍德罗夫爵士的翻译我们才稍有了解。我们根据我们不同的禀性和态度，通过不同的方式所作的努力，在这个领域还是稚嫩的。

霍耶尔教授：你知道，我们现在所比较的对象，是仍在起步阶段的精神分析学科和在四五百年前还未形成系统的瑜伽。瑜伽是直到佛陀时代，或者稍前于此才形成完整的体系。如今精神分析学派的人们所做的工作与那个时代的思想家和婆罗门所做的工作是一样的。我们不知道他们的名字，只有些零碎的只言片语似的灵感不断涌现。一代又一代的传承给原始的思想添砖加瓦，使之不断丰富。直到有一个最伟大的集大成者将一切系统化，秩序化。但这个秩序也只维持了最多几百年。这样的思想沉淀过程，不断在人类历史上重复着。就像基督教，如今也不能形成大一统的局面。再过几百年，会出现一个新的系统。但终将会像密宗瑜伽一样消失在人们的视野。所有这些思想系统都代表了人类的一种尝试，即试图通过符号和语言解答一个包含整体族群意识的终极生命问题。那些有伟大的心灵和头脑的领导人物也是通过这样几个世纪的沉淀来提取总结出阶段性的答案的。所以他们每个人并不是在做一种绝对原创性的工作——每个时代的大众也因此继承了某种共同的文化、精神原型。只是几百年过去后，那个时代结束了，那些符号改变了，人们的生活也改变了。所以危险在于坚持旧时体系中符号在新时代的有效性。

我对精神分析的观察是，这个学科的建立从下到上非常扎实。但几个世纪后这个学科也会变成僵化的教条，然后跳出来一个破坏者将这个学科的东西全盘否认。尽管我们能有如此认知，但任何一个认知系统都多多少少包含一定恒久的真理性。基督教教义也是如此，有不可置疑的部分。然而，我们还是要不断发现构成新系统的真理和符号。这在印度也同样。历史中的密宗瑜伽只是为了适应人们发展出的新的精神状态，对上千年来的瑜伽知识做出的调整，而那个阶段的精神状态已经过去了。如果当今的印度人尝试根据密宗瑜伽解决现在的生命问题，那么他们可能会跟我们一样遭遇棘手的状况。例如甘地，他是一个根据新时代整个社会的心灵和精神状态审时度势地采取新手段的人。当他走向大海，给他的人民展示那一块盐的时候，其价值或意义类似于发现一个脉轮。①那时人们不需要脉轮知识。再例如甘地的纺车。人们需要的是纺车，而不是对着脉轮图打坐。他们看着甘地的纺车，就能够达到冥想的更高境界，人们会体会到诸如牺牲的含义。这就是一种新型的"密宗瑜伽"。同样的，基督教中也有像密宗瑜伽一样不可磨灭的符号化的普世真理。我们学习这些宝贵的真理。这也正是脉轮知识的可贵之处。这些不同时代和文明背景中的经验和普世真理有着类比性。但我刻意避免将密宗瑜伽和精神分析做心理学上的类比，因为我害怕会造成混淆。我只是将关于瑜伽的信息摆在你们面前，你们自己可以进行比较。

克劳利夫人：这样的比较我想昨天荣格博士用西方思维方式讲解曼陀罗时就做过了。[9]对我来说，就像是在比较我们正在萌芽中的脉轮系统与印度已经完全发展成型的理论体系。

霍耶尔博士：印度的这个体系已经很完美了。昨天展示的还仅仅是粗略的材料。其实昨天的展示和对比显示，尽管东西方存在差异，但是人类的灵魂总是展现出超越时间和空间的惊人一致性。

荣格博士：昨天说的只是脉轮。

---

① 在甘地领导的印度独立运动中，英政府对食盐实行的是垄断专营政策。甘地利用印度靠海的地理条件，率领由他创办的真理学院的78名学员，徒步前往200英里开外的丹地海滩，淘捞海盐，制造贩卖。——译者注

霍耶尔博士： 我的意思是脉轮对整个人类都是有效的。

荣格博士： 是的。人类的知识和文明需要交互合作，需要成千上万人在无尽时间长河里详述。

克劳利夫人： 但最让我惊讶的是，荣格博士发展出的脉轮类比是十分完整。

荣格博士： 密宗瑜伽对于我们在归类、术语和概念化方面的工作是非常宝贵的借鉴工具。这就是为什么学习密宗瑜伽总是令人惊喜。

鲍曼先生： 霍耶尔教授说瑜伽修行者需要找到眉间轮（ajna）才能唤醒昆达里尼。

霍耶尔教授： 是的，从一个精微的精神层面来说。

鲍曼先生： 在精神分析中有一个准备阶段，咨询者需要放下自我束缚感，然后试图进入一种无我状态。我认为这是可能的——这也在咨询室发生过，比如咨询者在这个准备阶段可以在不带有自我控制意识的状态下作画。

荣格博士： 不错，人们可以在那种无我的状态下画出最惊人的作品，尤其是艺术家们渴望那样的创作状态。任何人都会画画，甚至是幼童。画画必须是对某种心理体验实相的表达，并且你需要知道存在这样的表达方式，你要对此有意识。否则你可能就像在水里的鱼或森林里的树。每一株植物都是绝妙的曼陀罗。一朵花就像太阳一样，也是一个曼陀罗，但花并不自知。人眼也是一个曼陀罗，但是我们也不自知。所以在精神分析工作中，我们需要给咨询者足够长的时间进行练习，让其逐渐意识到无自我人格状态的存在。而这种无自我人格状态是我们进行东西方类比的对象。昆达里尼就是这个无人格状态，而在我们的思维模式下是很难抓住"无"这个对象的。

我给你举个例子。我曾有一名患者是一个作家，非常聪明的家伙。他才智过人，理智过人，总是用一套规则解释任何事情：他说万事都有一个自然的因，一切事物都有理可循。他以前跟各种不同流派的咨询师做过大量精神分析工作，并且曾用单一归因方式（causal reduction）做过释梦。当然你可以坚信现实中每个数据，每个事实，或者每种情感都是来自绝对的经验，你的意识里不会出现你没有在现实中经历过的人、事、物。在人经验到无自我意识状态前，这是很正常的信念。我想，最终梦会让人理解到意识领域的不可归因，不可简化。当我和这个患者一起工作很长时间之后，他出现了无法追寻到诱因的梦。比如，他梦到许多女人，这些女人在他生命中扮演重要角色。一开始他还能够追溯到现实中的原型，他会说某个女人像是现实中某某女士，我们还能够就此拼接出合理的关联性。但是后来出现了一个我们无论如何也解释不了的女人。他相当痛苦地竭尽全力地搜索他的记忆，但最终不得不放弃，他承认这个女人与现实完全没有联系，他无法提供理性的解释。所以我对他说："我们现在来到了你单一归因原则的尽头。我要给你提供一种完全不同的理念——有的事物在你的个人经验里没有现实来源，它就是自我发生，好像一个人没经我们邀请就进入我们的房间，或者好像她穿墙凭空而来——她走路，她说话——她是'鬼'。"他对于我这个说法自然是抗拒的。他说不存在的事物是无法进入大脑的。他对灵性世界的贬低态度在西方是常见的。但是他不得不承认，一个没有经他允许的事物，进入他的大脑，在梦中出现，并且引发了强烈情感。这就是承认失误和心理过程的自主自发性的第一步。对他来说，这个女人就像是实体，真的进入了他的生活——他不知道为什么她会存在，但是他必须对于她的存在做出回应。我创造了阿尼玛（anima）这个词就是为了指代这样的不可言说之物，当然，这是因为我们西方式的偏见，使其不被言说。

所以，当某些事物在精神层面自动产生并发展，这时我们可以进行与昆达里尼修行过程的类比。如果那个发生过程继续，这个客体可能到达一些可以用密宗瑜伽的术语概括的精神阶段。我们感激密宗瑜伽的知识，因为它为我们也在经历的一些混乱的精神体验做了形式上和概念上最精微的区分。正如霍耶尔教授所说，我们这个学科还在起步阶段，这个阶段的理论还相当个人化和混乱。只有再经过几百年的发展，它才能在方方面面真正沉淀，变得清晰，到了那时，自然也会出现教条化。

鲍曼先生：荣格博士昨天提到收到过一幅来自患者的曼陀罗，上面画着的鱼围绕着中心。然后这个患者说："我希望有一天我能达到一种状态，就是我变成这样一个中心，鱼群像这样围绕着我游来游去。"[10]我对她这个表述记忆尤为深刻。

荣格博士：她不是这么说的。她是说她想要发现这样一个中心，然后她自己可以像这些鱼一样围绕着中心和谐地移动。她并不是自己要成为中心。成为中心这个想法很西方。但是这是错误的。我们认为自己是我们自我世界的神，由此凭借着瑜伽而修炼成神的想法是危险的。我们总是对自己抱有这样的偏见，因为我们从不站在他人角度审视自己。我们认为自己是非常伟大，非常值得尊重和有道德的人，但事实上我们就是残忍的海盗。欧洲人的自恃就像一个肥皂泡。印第安人和黑人的苦难让我了解到这一点。环视这个世界，我们的恶行比比皆是。但我们仍觉得自己是神，我们创造了一个世界中心之梦，并付诸实践。也许你还记得昨天那幅曼陀罗上有个细节——在中心的石头周围有一圈珠宝。如果我告诉你我当时的念头你可能觉得好笑。那时我对曼陀罗还一无所知，因此我用最谦卑的心去解读这幅画，并且认为那中心的珠宝就是代表着我。我是在中心的，而其他的一些小珠宝，也许代表着另外一些非常好的人吧，但是它们比我的小。这就是我们的心理——总是像阿纳托尔·法郎士（Anatole France）在《企鹅岛》（*L'Île Des Pingouins*）[11]中描写的那样，圣马洛举办隆重的宗教会议让企鹅们受洗。当人们问圣凯瑟琳应该怎样处理企鹅的灵魂时，她对上帝说："赐给它们灵魂，但是给它们比较小的（Donnez–leur une âme mais une petite）。"这就是我们的行事原则。我给他们一个小灵魂，这是我能做的最大让步。我可以很清楚自知地这样表达：我是伟大的中心，我在我自己心中。

接着我做了一个梦。[12] 我在利物浦，实际上我从来没去过那里。梦里的利物浦很黑很脏，漫天大雨，我和另外一些瑞士人穿着雨衣在街上走。我们在交谈，但是并不愉快。然后我想着找一个地方可以躲雨避寒。[13] 我们来到一个像是一片高地的地方，这是城镇的一片开阔平地，那里还有一个很大很美的公园。我一开始并没有认出来，但是后来我发现这个地方竟是那幅曼陀罗。那有一些有趣的小径，在公园中心的是一小片湖，湖中心还有一个岛，岛上还有一棵木兰花树，树散发着粉色的光辉，非常漂亮。阳光完全照耀着这棵树——在黑暗的雨夜这无疑是最美的画面。树上花团锦簇，我完全被吸引了。然而我却突然发现，我的同伴们竟没有注意到这个景象，他们只是继续边走边谈论着一个在利物浦生活的瑞士人，他的家在公园左边一角。我看到了那个地方：那个角落的街上只有一盏街灯，那人就住在一间公寓房里。我的同伴们说："他太蠢了，竟然住在利物浦这么脏的地方。"但是我认为他一定是一个极聪明的家伙，因为我知道他为什么要住在这里——他也知道小岛的秘密，他找对了地方。[14] 我意识到利物浦就是在生命的中心——那个居住者也是在生命的中心——而我不是，我只是一个住在别的黑暗之处的傻瓜，我甚至不在周围那些有光照耀的角落。就是这样，我破除了我在曼陀罗中心、我是一切、我是主角、我是国王、我是神的西方式傲慢。我们从这个唯我的神坛上下来。印度人作为古老的人种，也破除了这样的观念。他不会想象自己是一切的源头，因此也绝不会幻想自己是神。而我们还在期待着神性的降临，所以我们需要走下神坛。

霍耶尔教授：我想简单说一下脉轮的形式和象征，重申一下我们提到过的几点。在脉轮中的这些数字，在我看来，是在表示宇宙的生命和灵性生命的内在运行秩序。内在莲花的观念是为了将灵性生命的统一中心具体化。你们看到莲花的每片花瓣上都有一个字母。这些字母在冥想中是用来哼唱的，哼唱时内心应该觉知到每个音韵的意义，而这个意义只有上师才能传授。这些字母象征着在每一个特定区域隐藏着组成统一有机体的方方面面，这些方面都还在发展变化着。这些东西也都不在一个层面。只有每一片花瓣所代表的那个方面都实现，最终才能连接到中心。在玄学（metaphysical）和灵性学（metapsychical）[15]的观点里，心灵世界的中心，就是宇宙有机体的中心，这个中心发出不被人意识到的指令控制着外在生命。因此这种观点认为，人应该意识到这个中心，以及它所发出的指令及其意义，而方法就是冥想。通过冥想，无意识进入意识。当这个声音进入意识之后，意识将变得更强大。

与此同时，碧伽（bija）[16]也应该通过冥想被觉知到。碧伽包含的驱动力还没清晰地发展出某种人格特质，也不能被命名。它仅仅是象征了一种潜意识的力量，作用于一个人的心理基底——只有当通过冥想将其意识化之后，它才拥有真正的力量。我把这个潜在的能量称为碧伽–提婆（bija–deva）[17]。由碧伽–提婆发展出的能量叫作宾度–提婆（bindu–deva）。其实两者都是一种能量，只是后者是前者从无意识来到清晰意识的状态。但是这个能量与夏克缇——女性神力，不一样，它不能像夏克缇一样那么清晰地被意识化。对我来说，夏克缇毫无疑问就是阿尼玛（anima）。根据密宗瑜伽，隐藏的男性能量和女性能量结合，共同在我们内在运作，并在生命的不同阶段被意识化。我把最能揭示真理的象征称为主导象征。这样的主导象征需要经历几百年才能被我们发现。

当然还有颜色象征。你们知道红色象征血液，是涌动在地球深处的能量。白色代表高级直觉。当人们看到金色，很容易联想到洞察力，尽管它不是代表最高级别的洞察力。海底轮被赋予了一些金色，在莲花的花瓣上也有金色字母。也就是说在海底轮区域有代表着洞察力的一股能量在运作。这股能量作用于情欲生活。情欲是一种可以深入自然的洞见，并且能够发展到与高层次的精神层面链接。我觉得奇怪的地方是，在脐轮你们看到蓝灰花瓣上的蓝色字母，在心轮看到果皮一样的红色，红色在那里代表了一种音乐性。在我的观点里，心轮象征创造性的生活——心轮的莲花是红色，洞察力的能量在海底轮三角区中心是金色。心轮的音乐性暗示如果活起来，生命就获得一个新的现实；一个来自外部的残酷现实试图与内在这个现实达成和谐。

作为建议，我给你们解释一下这些事情的发生方式。在这里我想引用老子的话："道可道，非常道。"[18]从这个角度来看我所说的事情。先忘记我告诉你们的，如果你必须自己开启这样一个过程，你可能会有好几种不同的方式去证悟这些不同层面的奥义。当然，我对于我的解释是有依据的，但是你们必须亲自尝试揭开这些谜题。每个象征符号或许不止一个含义，就像释梦也可能产生两个正确结论，因为存在精神世界与外在世界完全重合的巧合。外在事件也许和内在事件完全不一样，但是他们可能在梦中引发相同特性的象征。也许有人会觉得外在事件还没有内在化。那么对于脉轮理论来说也是同样的：那些符号的意义交错指代，只有通过最深的洞察力才能发现。就像我说的，有活力的生命是流动的，而且只有通过深入这股流动性你才能到达生命的内核。脉轮引导我们到达的境界状态是难以言说的，因此这个颜色象征就是帮助我们理解的重要工具。你深研这些颜色，然后你自己去感知它们的意义。

又拿心轮来说。（这个脉轮的曼陀罗里）在中心位置的是这个三角形，周围是心轮的真言yam①——碧伽。然后我们看到还有一个六芒星，由两个相交相对的三角形组成，颜色是很深的灰色，周围的颜色是明亮的日出红，再外面是更红一些的12片花瓣。你们还记得吗？这些花瓣的

① 碧伽真言指为开启六个脉轮使用的不同唱诵音，分别是lam，vam，ram，yam，ham，om。不同发音具有不同的属性和功能。——译者注

数量从海底轮（的曼陀罗）开始就逐渐增多——意味着生命也越来越展开。所以这些颜色是有着鲜活的音乐性的，现在试着感受一下它们的意义，你用理智分析也可以。这一切的联系都会呼之欲出。碧伽真言yam代表着空气或者风暴。在它周围的是六芒星的深灰色和鲜艳的红色。我的解释是，除非在中心产生了风暴和混沌，在那里其实没有真正的创造性能量。因此，这个曼陀罗是关于风暴、黑暗，是表达如此心灵状态的。更有可能的是，它同时也代表了一种宇宙状态。来自中心的创造性力量破土而出，然后微微发光的红色显现。

问：您能解答在某些脉轮中，缺少代表男性力量的象征符号，这是否是一种重要的暗示呢？

霍耶尔教授：男性和女性能量在海底轮、心轮和眉间轮都是有很明确的象征符号的。同样的符号却没有在脐轮、生殖轮和喉轮出现，尽管我们知道这两种能量是永远存在的。在三种状态下，男性和女性能量在性、创造和直觉的层面会全力结合运作，所以我们说尤尼和林伽。但是还有一些中间过渡状态。我将生殖轮当作我们迷失自我的区域或者心灵状态——我们没有目标，只想生存。那么这种状态有三个方面——任何一个脉轮都有三个方面。第一个是粗质方面，即我们身体被循环的水流包裹着。这个方面在大自然中以海洋的形象表示。我们的身体是整个宇宙的微缩对应物，那么对应的心灵状态就是失去自我的经验，并且在此女性能量用一种隐秘的方式发挥一定作用，它并不占主导调节的地位。我把脐轮看作整个身体构造赖以运转的巨大动力引擎。它是消化之火，它代表着我们整个身体，整个存在的经济状况。同样的，女性能量在这里没有明显的作用，它是隐性的。再上来是喉轮，达到这个脉轮的是那些超越了创造性工作、活在纯粹智慧状态的智者（这个脉轮的曼陀罗中心是白色碧伽真言ham，外面的一圈是明艳蓝色，最外面是深色的莲花花瓣）。但是要达到最高的直觉力，还需要女性能量的加入。

现在我们再说说（曼陀罗上）不同的动物。大象在印度总是代表着提举的力量。它之所以在喉轮出现正是这个原因。在生殖轮出现的是一只海怪，我已经对此解释过了。在心轮的是羚羊。通过文本《哈达瑜伽之光》（*Hathayogapradipika*）我们知道羚羊代表的是心灵的多样和易变。在创造性区域，思维总是有逃离掌握的倾向。你必须要抓住心莲里的羚羊，而这头羊随时可能朝任何方向跳走。

现在其实从理性角度或者感性角度去理解这些象征的意义都是可行的。不过我想荣格博士对此也有话要说。

荣格博士：我只想对你给我们做出这么精彩和清晰的解释表示由衷的感谢。如果这些跟我的理解有出入，那只是因为我对这些脉轮有不同的理解方式。当我对这个领域有所涉及时，还没有得到这么多讲解脉轮的机会。我刚接触它们时，我对此是一窍不通的。我当时想，这些特定的符号属于一群完全不同的人，对我们是无效的。在我处理了一个非常困难的个案时，我遇到了巨大的麻烦。[19]这个患者是在印度出生的女孩儿，父母都是欧洲人。她不是混血儿，跟大家一样，是纯粹的欧洲人。不过她在印度一直生活到六岁。期间她有一名照顾她的马来保姆，这个保姆没有接受过任何教育。所以她们之间不存在教导关系，但是，那些东方式的概念还是进入了她的无意识。她无法融入欧洲生活，因为她直觉性地拒绝西方的社会范式。她无法结婚，无法对平常的事物产生兴趣，无法遵守我们的传统习俗。她对一切感到叛逆，因此也变得相当神经质。[20]之前她有过两位分析师，然后找到我，几乎把我弄疯。我只能告诉她我完全无法理解她的梦，三分之二的梦在我看来都是毫无头绪的，而且我也完全不了解东方心理机制。她坚持勇敢地继续挖掘，我也帮她这么做——尽管我还是不能理解但是我们不断得到一些小灵感，后来她发展出一套全新的象征符号。[21]她开始做了一个让自己印象非常深刻的梦：从她的下体生出来一只白色的大象。我非常困惑，我从来没听过这样的东西。但是她很惊奇她在梦里用象牙开始雕刻这只大象。接着身体上的反应出现了：她的子宫出现溃疡，所以我把她送到一位妇科医生那里。然而好几个月病情不见好转，接着她又出现了一些其他的意象。每当她做了棘手的梦，她的病情也会恶化。五个月过去了她的病情依旧，接着她又有新的意象。她患了多尿症，完全无法憋尿。[22]后来她的大小肠部位也开始积水，甚至我在她的病房外面都能听到她肚子的声音。

那声音就像是一条小河从台阶上流下去，有时能持续十分钟，所以她要忍受毫无征兆的腹泻。那时她深爱着一位男士，但是不能奢望与他结婚。那个时候这样的信念进入了她的大脑：跟人结婚生子是不可能的，尽管她周围的人和我都在试图说服她。她与这个想法抗争了一年，直到她发展出一套全新的意象。她觉得自己的头骨顶部变得柔软了，就像囟门打开了一样——像婴儿还未长合的颅骨——然后一只长着长喙的鸟由此进入了她的头骨，然后与从身体下面涌出的某种东西相遇了。这时，她突然完全清醒了。然后她结了婚，生了几个孩子。这就是这个案例的总症状，我也因此不得不去思考这些东西，我觉得东方存在这些意象。阿瓦隆的《蛇力》出版后不久[23]，我在其中找到了对应象征意象。首先就是海底轮的大象，然后是生殖轮的水，然后是情绪的中心脐轮。但是这个患者并没有再依次顺序向上走——而是从上而下，最终达到了消融的状态。一开始我不能理解为什么会有这些意象和发生的顺序。不过随后我明白这是从上发生的醒悟，她由此可以将自己从异域意识形态的迷宫中解放出来。她最终将她从阿雅（Ayah，保姆名）的奶汁中和生活周遭中吸取的印度精神具象化了。通过具象化她得到解脱，并且接受了欧洲生活。她将她的内在发展都具象化成美丽的曼陀罗。曼陀罗就是脉轮。尽管我们的经历中不只有六个，而是无数的曼陀罗，不过它们却是可以整理成这几个有序的脉轮。一开始的曼陀罗通常与海底轮有关，然后逐渐向上，最终来到眉间轮，甚至是最高的第七脉轮顶轮——它们确实是可以一一对应的。

从那以后我还接触了许多案例，从中发现了一些规律：一些特定的曼陀罗，或者一些特定的心理状态，是属于海底轮的，也就是说这些曼陀罗或心理状态是完全活动在无意识层面，只会被直觉调用，然后上升到横膈膜，以及再上面一些的心脏区域。在新墨西哥州的普韦布洛印第安人村庄我认识了一位有趣的朋友，他是一个宗教仪式的主持人。他对我坦言，他们相信所有美国人都是疯子，因为他们竟然声称自己在头脑里思考。他们印第安人知道那些习以为常的事情是在心里思考的。我看着他，忽然想到，其实是在我们文明发展的近期阶段，我们的大脑才被发现是心智的中枢。这些普韦布洛印第安人已经是文明人了——他们是我们的祖先阿芝特克人的后裔，他们有特定的文化。荷马时代的希腊人认为思维中心在心脏下方的横膈膜。phren是横膈膜（diaphragm）的另一个单词，在希腊文里还有心智的意思，这个词根也出现在精神疾病精神分裂（schizophrenia）中，字面意思是心智的分裂。所以在荷马时代，心智活动被认为是在横膈膜区域发生的。他们还注意到，在一定程度上心理状态会被呼吸所影响。一些非洲人认为情感和思想的中枢在肚子里。他们意识到心理活动影响到肠胃功能。当我们有不愉悦的想法或感觉时，我们会感到反胃，当我们压抑愤怒的情绪时会觉得恶心，当出现歇斯底里的情绪，消化功能就会受到扰乱。这就是因为一些最深刻重要的想法是在那些区域运作的。所以这三个意识中心的理念是有历史渊源的。

那些缺乏男性和女性能量结合作用的脉轮也是有迹可循的。比如心轮，是气的中心，这当然是因为肺就在那个区域，在横膈膜上方，这意味着一个更高的精神层面。心脏总是和感觉或心智有关，在实际经验里，心轮也是一个意识中心，或者感觉思维中心，因为一些思想可以通过呼气排出。感觉可以通过呼气表达，你也可以表达你的呼气——你呼气中，发出一些声音。这也是古老的呼喊神明的方法。在密特拉教的祈祷文里有这样的表述："屏住气息，用力喷出，像公牛一样叫喊。"这样可能会让神听见。[24]你看，这就成了有意识的情感和思维表达。这是很原始的状态，但是我们大多数人其实保持着这样的状态。我们表达情绪和思想就像是吐口水一样，缺乏足够的意识。很多人对于自己对他人的言行是毫无意识的，我总是看到这样的情景。所以在这个层面的情绪和思维还不足以被称为有意识的，也许只能说在心轮这个阶段，自我意识开始浮现。

下一个阶段就是一种进化的心理状态了。你们看，空气跟土地是分不开的。我们在这里讨论的是空气，但是空气外的区域叫作以太（ether），是我们无法触及的、抽象的表达。以太对应的是人的喉部。言语是直接通过喉咙发出的，言语也是文字的生命。一个文字从离开身体的那一瞬间就带着意义，成为一个势能。我们常常惊讶于人因为言语产生的怒火和误解。人们说"我说了什么，然后她说了什么"，从而总是觉得自己是绝对无辜的，一个人也可能产生一个自己也不理解的想法。所以人们开始逐渐明白，语言是实在，一种有魔力的可以在空中传播的抽象物，跟下面的混合情绪区域完全不一样，是一种被净化后的存在。

奇特的是接下来我在眉间轮观察到的心理对应表现。这是你可以想象到的最高意识状态，超越了气和以太的玄而又玄之境。我们可以想象将自己作为一个单词，就像成了道（logos）的耶稣。他将自己从上帝这个创造者那里抽离出来，来到这个世界，像光一样闪耀。一个人如果不再具有土元素性质，就可以变成同样超脱的存在。一个人也能成为一个有着无限创造力的长着金翅膀的蛋——完全超脱，我见过这样的象征。你们还记得，眉间轮的曼陀罗里画着两片花瓣，看起来就像是某种带着翅膀的树种子。它看起来就像是从土里净化出来，完全不具有实体，只散发白色的光。所以人会产生一种飞翔的印象。我想到的是带翅膀的蛋，或者是浮士德的故事里在曲颈瓶里飞来飞去的小矮人。所以，可以这样做一个类比：一个人创造出一个新的自我形式，就像老炼金师在他的曲颈瓶里创造出小矮人一样。眉间轮的象征在我看来是这样的。

这当然是一种经验主义研究方式。我们西方的象征系统看起来是平庸或者怪诞的，远不及东方系统的完整，精确和富有美感。我们还在粗糙经验以及原材料未加工阶段，没有对精神发展过程做出如此细致的划分——我们也刚刚开始注意我们的经验也有着相应的象征，我们也有一些颜色象征，比如不同的精神阶段用不同颜色表示。我们知道红色代表横膈膜以下没有气息的区域，到达横膈膜以上后红色变淡，红色会消失并被蓝色取代，然后就进入冰冷的超脱的意识区域。我们还知道深色意味着或晦涩，或邪恶，或恐惧，或沉重的事。而浅色传达一些可区分的、容易的意味，甚至是廉价的、冷漠的。所以我们也有一套颜色与对应典型意象的象征系统。

此外，东方脉轮理论的独特之处就是这些字母，音韵、真言以及各种各样的神——这些在我们的经验里是完全缺失的。每个曼陀罗都规律性地有一个晦涩难解的中心，人们会尝试去理解，然而常常是避实就虚。你看，人永远会觉得有些事物是虚无的，超出把握的，这些事物是非凡的，而且总是邪恶的。比如，当印第安人无法抓住某种特定的动物时，他们总是说："这种动物不好，人根本不应该去抓这种狡猾的动物。"就好比狼人，他们既是神圣的，又是邪恶的。因此在我们的心灵里，无法捕捉的事物通常也被赋予神圣性。所以由于曼陀罗的中心是整个曼陀罗的目的，它变得难以捕捉，难以固定；它的含义永远被不同地定义着。在这个中心有看不见的神。

另外要注意的是，在每个曼陀罗里其实都可以发现男性和女性元素清晰地体现，就比如现在看到的提毗或夏克缇。你们记得昆德丽（Kundry）吗？那个在帕西法尔

（Parsifal）①传说中像夏克缇一样有尖牙的角色[25]，在我们较低层次的心灵里是一个最残暴嗜血的存在。那个层次的情感不会被任何理性所缓和，在那个位置的人可以撕毁一切，因为他们的自我本身也是破碎的。女性被阿尼姆斯（animus）撕碎，男性则被阿尼玛（anima）撕碎。对于女性，我们应该把她们放入阿尼姆斯原型当中。阿尼姆斯同样也是长着尖牙的。在此对应曼陀罗的话，这些东西永远不会成为中心，因为它们是已知的——它们是神的幻象，是摩耶（Maya）。如果用心理学——西方的曼陀罗来表达，这个神就是绝对偏心的自我力量（ego power），"我的"力量，就像宾度-提婆和夏克缇通常都被放在画面的一边远离中心一样。这是"我的"力量，但是被来自中心的无形神力驱使着，中心才是最强大的，其他的都是较弱的。就像浮士德说的，人是世界的小神。我只是宾度，但是碧伽才是真正的力量所在，是真实自我，我的任何行动是碧伽-提婆引起的。这样我们就能理解东方象征系统的这个部分，尽管在我们的曼陀罗里没有这样的形式，因为我们不知道什么是神。我们对上帝也一无所知，只知道一个哲学式概念，他是住在天堂的至善的（summum bonum）基督之神。但是我们无法恰当地想象他，因此也无法将他放进我们的曼陀罗。以上就是我想说的，也许几

---

① 《帕西法尔》是华格纳创作的一部关于圣杯传说和英雄之旅的歌剧，其中探讨了对立的善恶力量。——译者注

百年之后我们又有新的发展，但是我无法活到那时再发表评论。

霍耶尔教授：我认为这太有趣了，太让人受启发了。我想如果我们提取这些东方理论的精神元素分析，可能会对构建我们自己的心理学曼陀罗有许多帮助。或许我不能认同每一个解释，但是在很大程度上我认同我们是先有了生理上的中心，再发现精神上的中心。我想对印度的瑜伽士们来说，来听荣格博士的讲解也是有助益的，荣格博士的理解能帮助他们将这些脉轮知识带入这个时代来理解。他们将这些知识变成了形而上学的浓缩物，因此不会这么灵动地去看待和感受了，他们只有灵性上的认知，尽管这个角度也很重要。不过，瑜伽理论在印度的发展是向着玄学的方向的。我认为这有两个原因，用心轮的理论来解释的话，第一是他们认为最伟大的直觉不是从思维里来的，而是从心而生，这在《奥义书》（*Upanishads*）里被无数次提到。他们感觉到这股最深的直觉力来自心脏，这股直觉力在印度一直被认为是最高创造力。第二是我认为从生理上讲，呼吸的确影响了人的构成。于是他们遵循了一条心灵玄学（metapsychical）和超自然（metaphysical）的道路。我认为对密宗瑜伽象征意义的研究可以帮助我们进入心灵学和玄学的视角和体验。在我看来，每一个脉轮中心都包含精神和生理两个方面。这点通过这些字母等表达出来。进一步说，神也既有精神实在层面，又有超精神超自然层面。所以如果我们可以从不同的角度一起工作的话，瑜伽士们从上面这个角度，而我们——

荣格博士：从下面这个角度！

霍耶尔教授：那么最美妙的事就能发生，就像荣格博士的那位患者一样。当两者结合，会有新生物诞生。所以我由衷希望我们在此所做的工作能起到"助产师"的作用。

注　释：

【1】　霍耶尔说："关于昆达里尼何时被唤醒的问题，我认为记录这个问题文本不仅被西方的评论者误解，也被东方的评论者误解了。他们都说昆达里尼可以在任何时候开始向上觉醒。但事实不是这样。昆达里尼只有在瑜伽士完全掌握了瑜伽所有八支到达三摩地后才可以被唤醒。只有当瑜伽士完成这整个过程后，达到瑜伽改变内在状态的所有目的，他才能唤醒昆达里尼。"（《瑜伽，其脉轮的意义》，第96页）

【2】　这里的帕坦伽利《瑜伽经》指霍耶尔在《作为解脱之道的瑜伽》中作的译本。

【3】　铃木大拙（D.T.Suzuki）：《关于禅宗的论文》（Essays in Zen Buddhism）（伦敦，1980），第376页。

【4】　霍耶尔认为阿特曼（atman）和普鲁沙（purusa）都可以

被译作自性（self）。（《瑜伽，其脉轮的意义》，第43-44页）

【5】 霍耶尔说："在这一阶段的生命中，你会遇见这个海怪，摩迦罗，在那里你面临巨大的危险，并且无法回避它。在这个脉轮的曼陀罗图像里，海怪的大小完全能覆盖住新月的宽度（生殖轮的新月象征希瓦），并且海怪的嘴海张着。现在，如果从右边上去，你可能从后面攻击海怪。你不会掉进它的嘴里，且有可能和它一搏；如果你从左边过去，你就会被吞吃。这是一个选择正确路径的问题。"（《瑜伽，其脉轮的意义》，第84页）

【6】 参见荣格，《分析心理学》，第98-99页。

【7】 关于荣格在非洲期间对"倒退"的恐惧，见《记忆，梦，思考》，第302页。

【8】 针对肖博士提的问题："你认为没有人唤醒过昆达里尼吗？"霍耶尔回答："在西方没有，我认为，但我不知道……我认为苏索（Suso），那个中世纪的德国神秘主义者，经历过类似的体验。"（《瑜伽，其脉轮的意义》，第99页）

【9】 荣格在"评金花的秘密"中列举了许多这样的曼陀罗，《荣格合集》，第十三卷。

【10】 很可能荣格是让一位女士把这幅曼陀罗呈上的，图中画有一条在一个圆圈里发光的鱼，重印于《评〈金花的秘密〉》，《荣格合集》，第十三卷，图例十二。

【11】 阿纳托尔·法郎士（Anatole France），《企鹅岛》

（Penguin Island）（伦敦，1948），E.W.伊万斯
（E.W.Evans）翻译。

【12】 对这个梦的解释见《记忆，梦，思考》，第223-224页。

【13】 "我感觉我们是从海港来，真正的城市在那上面，在悬
崖上。我们爬到那里。这让我想起了巴塞尔，在那里市
场在坡下，你从那个死亡小径穿过，然后来到高原，到
了圣彼得广场和圣彼得教堂。"《记忆，梦，思考》，
第223页。

【14】 "关于这个梦我必须添加一些补充说明：城市中的各个
区域围绕着市中心分散而建。市中心是由一个小型开放
广场标记，广场上有一盏大街灯照明，形成了这个小岛
的复制景象。我知道另一个瑞士人住在其中一个第二中
心的附近。"《记忆，梦，思考》，第223-224页。

【15】 "心理玄学"（Metapsychique）这个词是由查
尔斯·李歇（Charles Richet）为分支学科心灵学
（parapsychology）自创的。参见其著作《超验心理学文
集》（Traité de Metapsychique）（巴黎，1922）。

【16】 霍耶尔如此定义碧伽（Bija）："碧伽是脉轮的种子；
碧伽这个字的字面义是种子。"（《瑜伽，其脉轮的意
义》，第80页）

【17】 霍耶尔认为："我在碧伽-提婆和宾度-提婆之间作了区
分。宾度-提婆只是精神层面的力量……；宾度-提婆是
那股力量的统治神性。"（《瑜伽，其脉轮的意义》，
第81页）

【18】《道德经》开头的译文，亚瑟·韦利（Arthur Waley）是这样翻译的："The way that can be told is not an unvarying way; the names that can be named are not unvarying names."（道可道，非常道。名可名，非常名。）《道和力：道德经研究及其在中国思想中的地位》（The Way and Its Power: A Study of the Tao Te Ching and Its Place in Chinese Thought）（伦敦，1934），第141页。荣格有他的译本。

【19】荣格论文"当代心理治疗实记"（The Reality of Modern Psychotherapy）（1936）中对这个案例做了展开评述，《荣格合集》，第十六卷。

【20】在《当代心理治疗实记》中荣格写道："这个患者在爪哇岛出生……她的梦里频繁出现印尼主旨的意象。"（第557页）在论文《关于曼陀罗象征》（"Concerining Mandala Symbolism"）中，他写道："这个患者出生在荷属印度，在那里她通过她的阿雅的奶汁吸收了当地的鬼神志……她在印度长到六岁，之后她又进入了传统的欧洲环境，这对她如花朵般娇弱的东方情结是个毁灭性打击，由此一种持续的精神创伤就产生了。"（第657页）在《当代心理治疗实记》中，荣格记录那个患者是在她二十五岁时找到自己开始咨询的，并且记录了如下症状："她忍受着高强度的易感性，夸张的敏感性，并且伴有癔病性热。她有强烈的音乐感；当她弹奏钢琴时，她会感情充沛，以至于体温在十分钟内升高100华

氏度或更高。她同时还表现出强迫性争辩，和哲学性吹毛求疵的特点，尽管她智力卓越，但实在让人难以忍受。"（第546页）

【21】 在《当代心理治疗实记》中荣格写道："她首先出现会阴区域难以描述的兴奋。"（第551页）

【22】 在《当代心理治疗实记》中荣格写道："从心理学看，这种症状说明患者有需要被表达出来的东西。所以我给她一个关于表达的任务，就是任由她自己的手画任何图案。她以前没画过画，一开始对此有很多怀疑和犹豫。但如今这些具有对称性的花朵却出自她手，色彩生动，富有象征意义。我可以说，她是在极致的细心、专注乃至虔诚状态中画出这些图片的。"（第553页）

【23】 《蛇力》在1919年出版，荣格图书馆所藏的是第一版。在《当代心理治疗实记》中荣格写道："你可以看到，患者在之前是不可能知道这本书的。但她有没有可能是从她的阿雅那里获取的一两个意象呢？我认为这也不可能，因为密宗，特别是昆达里尼瑜伽，是南印度特有的一个宗派，且信众较少。再有，一个人如果没有在这个领域深入研究过，是无可能明白这些复杂的象征系统的。"（第559页）荣格高估了昆达里尼瑜伽的晦涩性——比如斯瓦米·维韦卡南达在《在纽约的瑜伽哲学讲座，1895–1896冬季》（Yoga Philosophy: Lectures Delivered in New York, Winter of 1895–1896）（纽约，1899）第五版中就讲解了脉轮的含义和昆达里尼的唤

醒，尽管该讲座并没有深入涉及密宗中的图像。

【24】　参见阿尔布赫希特·迪特里希（Albrecht Dietrich），
　　　　《一个密特拉仪式》（Eine Mithrasliturgie）（莱比锡，
　　　　1903）。

【25】　关于帕斯法尔传奇对荣格的重要性，参见约翰·豪勒
　　　　（John Haule）的论文《荣格的安福塔斯之伤》，《泉：
　　　　原型和文化学刊》（1992），第53期，第95–112页。

附录4
六脉轮宝鬘

开篇节

现在来说一说完全觉醒梵（Brahman）。这个过程就如同一颗种苗发芽长成瑜伽树。根据密法，依次经历六脉轮，最终得以实现。

第一节

在脊柱（Meru）的两侧，左右各有两条脉道，左边是月脉（Sasi），右边是日脉（Mihira）。在两脉之间，是中脉（Nadi Susumna），她的本质由三德（Threefold Gunas，分别是悦性力量、变性力量和惰性力量）构成。她形如月、如日、如火。她的身体，是一束绽放的曼陀罗花，从丹田（kanda）延伸到头，其中有金刚（Vajra），从脊底到头闪耀光芒。

第二节

在她里面有希翠尼（Citrini）[①]，瑜伽士们可以通过瑜伽得到因为最高意识普拉纳瓦（Pranava）而闪耀光泽的希翠尼。她（希翠尼）如蛛丝般细致，穿过生长在背脊里的所有莲花，拥有纯洁的智慧。她（希翠尼）因着被她穿刺过的他们（莲花）而美丽。在她里面有中管（Brahmanadi）[②]，中管从哈拉（Hara）[③]的口中伸出，一直向上延伸到阿迪-提婆（Adi-deva）[④]。

第三节

她像一串闪电般美丽，像莲花纤维般精致，像圣人的心智般闪耀。她无比精微；唤醒纯洁的知识；赐予所有的福祉；她的属性就是纯粹的意识。开悟的大门（Brahma-dvara）在她的嘴里闪耀。这个入口的地方点缀着神的食物，被称为节（Knot），也是中脉（Susumna）的开口。

---

　　① 梵语意思是明亮的珠宝，或者有非凡才华的女人。——译者注
　　② 根据Samael Aun Weor的 *The Mysteries of the Fire: Kundalini Yoga* 中的解释，中管贯穿在髓质中。在Swami Kriyananda的 *The Art and Science of Rja Yoga* 中说到，中管的开口在头顶，把能量抬升到那个顶点是瑜伽士们最后的考验，从而达到和神结合。——译者注
　　③ Hara是湿婆早期的一个名字。——译者注
　　④ 原神，创始之神。——译者注

第四节

接着我们来到阿达哈莲花（Adhara Lotus）[1]。它链接中脉的另一端开口，位于生殖器和肛门之间。它有四片深红色的花瓣。它的头（口）向下。它的花瓣上有从Va到Sa的四个闪耀着金光的字母。

第五节

在它（莲花）之中是土元素（Prthivi）的方形区域（脉轮），被八支闪光的矛围绕。它有闪耀的黄色，美如闪电，其中还有土的种子（Bija of Dhara）。

第六节

用四只手臂装饰，站在大象王之上，他（土神）的膝上抱着创造的婴孩，像初升的太阳般华丽，有着四只光润的臂膀。他朝向四面的莲花脸代表富足。

第七节

在这里的是女神达基尼（Dakini），她的四只手臂闪耀着美丽的光辉，她的眼睛是明亮的红色。她的明艳光彩如同许多太阳同时散发光芒一般。她是揭示最纯粹智慧的载体。

---

① Adhara意为底部，也就是在海底轮的莲花。——译者注

第八节

脉轮的端口叫作金刚（Vijra），在（阿哈达莲花）的壳里有不断闪耀的美丽又柔软的三角形，它叫业质（Kamarupa），也被认为是翟普拉（Traipura）[1]。这里到处充满着被称为坎达帕（Kandarpa）[2]的风神，他有着比红秋葵还深的红色，是众生之神（Lord of Beings），像一千万个太阳发出的光芒般璀璨。

第九节

在（三角形）里面的是自生者（Svayambhu）[3]的林伽形态（Linga-form），美丽的、如同融化的金块，头朝下。通过知识和冥想可以将他显露。他是新叶的形状和颜色。就像满月柔美的光华，他也如此展示自己的美。在此快乐栖居的神呈现光（Kasi）和旋涡的形态。

第十和十一节

在其之上闪耀着沉睡着的昆达里尼，她如莲花花梗的纤维般纤细。她是世界的迷惑者，轻轻地捂上了开悟大门（Brahma-dvara）的嘴。就像鹦鹉螺的螺纹，她发光的蛇形围着希瓦（Siva）绕了三圈半，她的光辉就像最强的闪

---

① 字面意思是三座城堡之一。——译者注
② 这是在印度代表爱，情欲的神。——译者注
③ 这个梵语词的意思是自创自生者。例如印度教中的大梵天Brahma就是自生者。——译者注

电发出最强的光亮。她甜美的低吟就像一群为爱着迷的蜜蜂。她创造美妙的诗歌和舞蹈。她使得所有的活物能通过呼吸维持生命，然后在海底轮莲花的凹处发出一连串的光辉。

第十二节

在它之中是有绝对统治权的操纵者，室利帕拉梅萨利（Sri–Paramesvari）①，唤醒永恒的知识。她是全能的卡拉女神（Kala）②，有绝妙的创造技巧，比那最精微的更精微。无尽的神的琼浆从永恒的福源涓涓流入她这个容器。因着她的光辉，整个宇宙和这个大坩埚都被点亮。

第十三节

通过冥想她，冥想者的海底轮发光，如同千万个太阳的光辉，冥想者成为语言的王者，人中之王，精通一切学问。他不会再有疾病，他的心底充满喜悦。通过他深沉的妙音般的语言的祭拜，他服侍着最初的大神。

第十四节

还有另一朵莲花在中脉里面，它在会阴位置，有着美丽的朱砂色。在它的六个花瓣上写着从 Ba到Puramdara③的

①　意为最高的女神，宇宙的母亲。——译者注
②　Kala字面意为时间，卡拉女神是掌管时间，死亡和毁灭的女神。——译者注
③　字面意为那最强壮物的摧毁者。——译者注

六个字母，明点（Bindu）重叠在上，明亮地闪耀。

第十五节

在它之中是白色的，发光的，水域的伐楼拿（Varuna），形如半月，在其之中有一条鳄鱼摩迦罗（Makara），它是Vam碧伽，如秋月般无暇洁白。

第十六节

愿哈利神（Hari）[1]，那还在盛年的骄傲中的，那吸引着眼光全身散发着蓝色美丽光辉的，那身着黄色衣服，有着四只手臂，胸前印着吉祥结（Srivatsa）[2]的，带着妙香的，保护我们！

第十七节

这里还栖居着女神蓝基尼（Rakini）[3]，她有着蓝色的莲花的颜色。她美丽的身体因着她抬高的握着不同法器的手臂而更有力。她穿着天国的仙衣，佩带华饰。她的精神因吸食神的食物而抖擞生辉。

---

[1] Hari神是绝对至高存在，时常与毗湿奴Vishnu和那罗延Narayana同义，哈利神常被描绘成四只手分别拿着莲花，狼牙棒，海螺和铁饼的样子。——译者注

[2] 也称喜旋，相传毗湿奴的胸前有一个吉祥符号，是因为其对妻子的衷心而形成的。——译者注

[3] Rakini是夏克缇能量Shakti在生殖轮的体现，她代表创造力，同理心，敏感，性感，疗愈能力。——译者注

第十八节

冥想者专注于这个无瑕的叫作生殖轮的莲花，即刻便能从敌人处获得解脱，比如错误的自我等。冥想者被称为瑜伽士中的王者，像太阳的光辉一样穿透厚重黑暗的无明。他用诗句和完美的逻辑让花蜜一般的言语流淌。

第十九节

在它之上，在脐根处，是生着十片花瓣的发光的莲花，那花色如同厚重的乌云。在它上面是色如蓝色莲花的字母Da到Pha，在它们之上是音声（Nada）和明点。在这个火的区域冥想，冥想它三角的形状和太阳般的光亮。在它之外是三个"卐"字符（Svastika），在它之中是瓦尼碧伽（Vahni）[①]。

第二十节

冥想他（火神）坐在一只公羊上，挥舞四只手臂，像升起的太阳般闪耀。在他的膝上散发纯朱红色光辉的楼陀罗（Rudra）[②]。他白色的身体上涂抹着灰，相貌年老还有三只眼。他摆出正在赐福和消除恐惧的手势。他是毁灭者。

---

① Vahni字面意为火，瓦尼碧伽就是火神。——译者注

② 印度神话中掌管风暴、狩猎、死亡和自然的神。他在暴怒时会滥伤人畜，却又擅长用草药为人医治。其名本意为咆哮。在吠陀时代后期被认为是湿婆的一个化身。——译者注

第二十一节

在这里的是女神莱基尼（Lakini），她是一切的施恩者。她有四只手臂，发光的身躯，深黑的肤色，穿着黄色衣服，佩戴各式的装饰，因着食用神的美食而精神抖擞。通过冥想这个肚脐莲花，冥想者获得毁灭和创造（这个世界）的力量。雄辩术（Vani）和知识的宝藏就在火神的这朵莲花里。

第二十二节

在那以上，是心脏，是那朵迷人的莲花，散发着红秋葵花般的色泽，十二片花瓣上有从字母Ka开始的十二个朱砂色字母。它的名字叫心轮，像是天上的许愿树，给予超出恳求者欲望的恩赐。这是气的区域，美丽，有六个角，颜色就像是朦胧的烟雾。

第二十三节

冥想这里甜蜜美妙的帕瓦娜碧伽（Pavana）[1]，色灰如浓雾，有四只手臂，坐在一只黑色羚羊上。冥想他和这个他所在的慈悲之所，无瑕的神就像太阳般光明，他的两只手做出给三界赐福和消除恐惧的手势。

---

[1] 意为风、气。帕瓦娜碧伽即风之种。——译者注

第二十四节

在这里的是女神卡基尼（Kakini），她肤色像闪电般的新黄，喜悦又吉祥。她有三只眼，是一切的施恩者。她佩戴各式的装饰，在她四只手里拿着索套和骷髅头，象征赐福和消除恐惧。她的心因酌饮神酒而柔软。

第二十五节

女神柔软的身体像千万道闪电一样在莲花内的三角形（Trikona）里。在莲花里面是名叫巴纳（Bana）①的湿婆林伽（siva–Linga）。林伽闪耀如金，在他头上是一个像镶嵌着宝石的小孔。他是拉克什米（Laksmi）②的华丽居所。

第二十六节

冥想者专注于心上的莲花，就会成为语言的王者，像伊湿伐罗（Isvara）③那样，可以保护和毁灭诸界。这朵莲花像天上的许愿树，是萨瓦（Sarva）④的居所和坐骑。它

---

① 字面意是箭，是湿婆的主要仆人的名字。——译者注
② Laksmi是印度神话中代表富饶和丰盛的女神，也是毗湿奴的妻子。——译者注
③ 意为自由自在，随心所欲，诸事无碍的人。——译者注
④ 字面意为弓箭手，被认为是楼陀罗的女神形象，后来也被认为是湿婆的女神形象。——译者注

被哈姆莎（Hamsa）^①点缀，哈姆莎就像在无风之处稳定燃烧的灯芯。灯丝围绕并装扮莲花，因被太阳点亮而美丽。

第二十七节

一流的瑜伽士，他比那最可爱的女人更让人喜爱。他有超群的智慧，展现神圣的言行。他的感官被完全控制。他的心识强烈地专注在梵思之中。他使人受到启发的语言像清澈的溪水一样流淌。他像被拉克什米深爱的德瓦塔（Devata），并且能进入他人的身体。

第二十八和二十九节

在喉咙处的莲花叫作喉轮，色纯洁且散发灰紫色的光辉。十六个发光的字母在十六片花瓣上，散发深红的光辉，其对于智性（Buddhi）被点亮的瑜伽士来说清晰可见。莲花里面是空的区域，形如环，白如满月。如雪白的大象上坐着安巴拉碧伽（Ambhara）^②，色白。

他的四只手里，两只分别握着索套和琅琊棒，另外两只手呈赐福和驱除恐惧的手势。这些增加了他的魅力。他穿着虎皮衣，在他的膝上放着雪白的提婆（Deva），三只眼，五张面，十只美丽的手臂。他的身体和姬芮

---

① 　一种特定形态的庙宇。也指一种手中长眼的图腾符号，虽然也被称为"邪恶之眼"，但其实被认为是可以避免伤害和危险的吉祥符号。——译者注

② 　意为以太，安巴拉碧伽即为以太之种。——译者注

伽（Girija）①结合，他就如他的名字萨达湿婆（Sada-Siva）②广为人知。

第三十节

栖居在这个莲花里的女神夏克缇萨基尼（Sakti Sakini）比神的甘露还纯洁。她的光辉是黄色，四只莲花般的手上分别拿着弓、箭、索套和尖戟。在莲花里有一个不明显的满月区域。对于渴望瑜伽的宝藏，并且拥有控制了所有感官的瑜伽士，这个地方是通往最高自由的大门。

第三十一（一）节

完全获知阿特曼的瑜伽士通过很快将心（Citta）专注在这个莲花上，便可成为圣人、雄辩者和智者，并且享受心上无可言说的平静。他会看到三个阶段，成为一切的施恩者；从疾病和痛苦中解脱，享受长寿；像哈姆莎一样，成为无尽危险的摧毁者。

第三十一（二）节

瑜伽士，他的心识持续专注在这朵莲花上，他的呼吸通过止息（Kumbhaka）得到控制，他的怒火能摧毁三界的一切。无论是大梵天（Brahma）、毗湿奴（Visnu），

---

① 雪山女神Parvati的另一个名字。——译者注
② 遍在，精微，光明的幸福之神。——译者注

还是诃利诃罗（Hari-Hara）①、苏利耶（Surya）或象神
（Ganapa）都无法扼住他的力量。

第三十二节

这叫作眉间轮的莲花像是一轮白色的满月。在两片花
瓣上写着字母Ha和Ksa，也是白色的，并且给莲花增加了
光彩。它闪耀着禅定（Dhyana）的荣耀。在它其中的是女
神夏克缇哈基尼（Sakti Hakini），她生着六张如满月般的
脸。她有六只手臂，其中一只手拿着一本书，另外两只手
呈现驱赶恐惧和赐福的手势，其他的手中分别拿着一个骷
髅头，一只小鼓和一串念珠。她的心是洁净的（Suddha-
Citta）。

第三十三节

这朵莲花里住着精微的心意（Manas）。这是众所周
知的。在这个尤尼（Yoni）里面的是湿婆的生殖器形态。
他在这里像一串闪电一样闪耀。第一个韦陀碧伽（Bija of
Vedas）②里栖居着最美妙的夏克缇，她的光彩使得梵经
（Brahma-sutra）显现在此。求道者（Sadhaka）根据指

---

① 诃利诃罗是毗湿奴和湿婆的神格融合，Hari是毗湿奴，Hara是
湿婆，其神像也是两边身体各由两种形态构成，象征众神合一的至高境
界，意在平息信徒对主神的争执。——译者注
② Vedas本意是知识，韦陀碧伽就是意识、心识、心智的种子的意
思。——译者注

导，用坚定的心意在这里冥想。

第三十四节

出色的求道者，他的阿特曼除了冥想在这朵莲花上已别无他住，他可以随意快速进入他人的身体，成为最优秀的圣人（Munis），全知全视。他成为一切的施恩者，精通所有学问（Sastras）。他意识到自己与梵的结合，并且获得无上无量的力量，拥有名望和长寿，无疑成为三界中那个创造者，毁灭者和维持者。

第三十五节

在这个脉轮的三角形中的字母，组合成了原音（Pranava）①。内在的阿特曼作为纯洁的智性（Buddhi），像一团火焰一样散发光芒。在它之上是一个半月，半月之上是发光的明点形式的摩迦罗（Makara）。在它之上是音声，其白色如同大力罗摩（Balarama）②，散发月亮的光彩。

第三十六节

瑜伽士能抛弃没有根基的吊楼，其根基是他因服务于上师而获得的知识；当他的心能通过反复的练习消融在至

---

① Pranava就是om音，被认为是神圣的声音。——译者注
② 在印度教神话中大力罗摩是黑天的兄长，毗湿奴派认为他是毗湿奴的第十种化身。——译者注

高的极乐时，他就能看到这个中心，在这个位置（三角形）上面闪耀的火光得以明确显现。

第三十七节

他还能看到这光如同发光的灯。它就像清晨闪耀的太阳般显赫，照亮天空和大地。在这里薄伽梵（Bhagavan）展现他的全部神力。他永不衰退，见证一切，他遍在火、月、日的区域。

第三十八节

这里是毗湿奴无比的愉悦居所。出色的瑜伽士在死亡时喜悦地将他的呼吸（Prana）安放在这里，然后在死亡后进入至高，永恒，无生，原初的神——原人（Purusa，神我），他存在于三界之前，被吠檀多（Vedanta）所认识。

第三十九节

当瑜伽士的行为通过服侍在上师的莲花足下，展现了全部的尊敬和善意时，他将会看到眉间轮上的马哈难达（Mahanada）①的具象，他的莲花掌里捧着完美的语言（Siddhi of Speech）。马哈难达，是风神（Vayu）消失和

———————————

　　①　字面意是伟大的声音，指宇宙初生时的原音，形态为犁。——译者注

湿婆（Siva）半显的地方，他如犁状，平静地赐福和消散恐惧，展现纯洁的智性（Buddhi）。

第四十节

在这些之上的空白空间里有尚基尼脉（Sankhini Nadi）①，在滴明点（Visarga）②之下是千瓣莲花。这朵莲花色白闪耀，胜过满月，头朝下，耀眼美丽。它花丝丛聚，色如初升朝阳。花瓣上有从A开始的发光字母，它是至高极乐。

第四十一节

在顶轮里的是满月，不再有两瓣如兔子般的图像，在清净的天空闪耀光彩。它发出无量光芒，湿润清凉如甘露。在月曼陀罗（Candra-mandala）里面的三角一直闪耀光芒，在三角里发光的是太虚（Great Void），所有勇士（Suras）服务于它。

第四十二节

它是隐秘的，只有通过巨大的努力，这作为解脱的

---

① 在商积略奥义书中提到尚基尼脉上行至右耳。——译者注

② Visarga字面是流出、散发的意思。位于脑后的位置，有人说是在发旋之下，因此许多瑜伽士将发髻固定在这个位置。有人用现代解剖学解释该位置在百会和松果体之间，是脑神经的根源，与视觉听觉都有关。印度古代文献说滴明点会分泌"神的食物"。——译者注

主要根源的精微点（Sunya，空性）才会以纯粹的涅槃卡拉（Nirvana-kala）和阿玛卡拉（Ama-Kala）①的形式显现。在这里的提婆被称为正觉湿婆（Parama-Siva）。它是梵我，是一切众生的阿特曼。在他之中是结合的有味（Rasa）和无味（Virasa）②，他是太阳，摧毁无知和虚妄的暗雾。

第四十三节

通过持续地发出无量的甘露般的精华，薄伽梵指导沉浸在知识中的纯粹意识的门徒（Yati），意识到个体灵魂（Jivatma）和至上超灵（Paramatma）的合一。他穿越万物成为他们的王，以至尊天鹅（Parama-hamsah）的名让一切形式的祝福流动蔓延。

第四十四节

湿婆教徒把它称为湿婆，毗湿奴教徒把它称为至上原人（Parama Purusa，至上普鲁沙），其他人称它为诃利诃罗（Hari-Hara）之殿。那些对女神的莲花足充满热情的人把它称为女神的居所，还有另一些伟大的圣人（Munis）把它称为原质-原人（Prakrti-Purusa）的所在。

---

①　涅槃卡拉在阿玛卡拉之中，分别代表不同的禅定状态。阿玛卡拉是有想禅定，涅槃卡拉是通过最高力量进入的更精微的一种禅定状态，两者在顶轮曼陀罗中被用重叠新月形状表现。——译者注

②　这里可以引申为苦乐。——译者注

第四十五节

最无上的卓越者，他控制了自己的意识，了知这个地方，他将永不返回这个彷徨之地，三界之中不再有任何障碍。他的心智被控制，他的目的已达到，他拥有实现一切愿望的，并且阻止阻碍他愿望的完整的力量。他走向梵我。他的语言，无论是散文还是诗篇，都纯洁又甜美。

第四十六节

这里是十六分之一的玄月。她是纯洁的，散发初升太阳般的光彩。她如同莲花花梗中纤维的百分之一纤细。她充满光辉，如千万闪电一样柔软，面朝下。通过源自梵我的她，无尽的甘露流遍［或她就是那由至高无上的他（Para）和她（Parā）的至福结合而产生的绝妙甘露的容器］。

第四十七节

在阿玛卡拉里面（Ama－Kala）的是涅槃卡拉（Nievana－Kala），比那卓越的更绝妙。她如千分之一的发丝尾纤细，形如玄月。她是永恒的薄伽婆提（Bhagavati）[1]，遍在一切众生的女神（Devata）。她赐予神圣的知识，如同所有太阳一同闪耀般光芒万丈。

---

[1] 这在佛教文献中常被译为准提佛母。——译者注

第四十八节

在涅槃卡拉的中心，闪耀着至高本初的涅槃-夏克缇（Nirvana-Sakti）；她明亮如千万个太阳，是三界之母。她无比精微，如同千万分之一发丝尾般纤细。她蕴藏无尽的喜悦，是一切众生之生气。她仁慈地将真理（Tattva）传送到圣人的心识。

第四十九节

在她里面是湿婆永恒的居所，只有瑜伽士才能摆脱摩耶（Maya）到达此地，她被称为永恒的喜悦（Nityananda）。它充满各种形式的祝福和纯净的知识。一些人把它称为梵，一些人称为哈姆沙（Hamsa）。智者描述它是毗湿奴的居所，正直的人将它说成是阿特曼知识的圣地，或者是解脱之境。

第五十节

瑜伽士通过修习禁制（Yama）和劝制（Niyama）使自性纯洁，并且从他的上师口授中学习，获得无上解脱之道。他的存在沉浸在梵我中，通过吽嘎罗（Humkara）①唤醒女神（Devi），穿越闭口的林伽中心，让它成为可见，再通过风和火（在他里面）把她放进梵的入口

---

①　在藏传佛教中记录吽嘎罗是八大持明之一，分掌玛哈瑜伽八大修部之真实意持明部。也是阿努瑜伽传承的印度祖师之一。——译者注

（Brahmadvara）。

第五十一节

那纯粹美善（Suddha-sattva）的女神穿透那三个林伽，到达所有的被称为梵脉（Bhrama-nadi）莲花，并在她圆满的光泽中闪耀。其后，在她精微的状态中，闪耀如闪电，纤细如莲丝，她进入火焰般燃烧的湿婆，至高的福祉和解脱突然而至。

第五十二节

智慧和卓越的瑜伽士在狂喜中专注，奉献于上师的莲花足下，需要引导力量之源库拉昆达里（Kula-Kundali）。瑜伽士冥想她是赐予一切愿望的灵质薄伽婆提（Caitanya-rupa-Bhagavati）。当他引导库拉昆达里尼（Kula-Kundalini）时，需要将一切吸收到她之中。

第五十三节

美丽的昆达里尼汲取美妙的来自至高湿婆的红色甘露，那也是一切的归处，闪耀着永恒和瞬间的福祉，延续在库拉（Kula）[1]的道路上，然后再一次进入海底轮。获得稳定心识的瑜伽士用那一股神之甘露献祭（Tarpana）

---

[1] 也可叫作夏克缇，或神圣母亲，指脊柱这条昆达里尼能量通道。——译者注

给主神（Ista-devata）以及在六个脉轮的女神、达基尼（Dakini）和其他。那股甘露是宇宙蛋（Brahmanda）的容器，是瑜伽士通过三德获取的知识来源。

第五十四节

瑜伽士修习禁制和劝制，从吉祥启迪上师的莲花足下学习绝妙的道，它们是不可言说的喜悦之源，从而瑜伽士的心意得到控制，他再不返回这个轮回世界。对他来说，即使在涅槃时刻也没有消融。他因不断的觉知而喜悦，这觉知就是永恒的福祉。他成为所有瑜伽士中最圆满平静的尊者。

第五十五节

如果瑜伽士奉献在上师的莲花足下，心平静又专注，阅读这来自至高源头的、完美的、纯洁的、绝密的解脱知识，然后他的心因绝对的信心而在他的本尊神的足上起舞。

约翰·伍德罗夫爵士梵文英译

THE PSYCHOLOGY OF KUNDALINI YOGA

Notes of the Seminar Given in 1932 by C.G. Jung

edited by Sonu Shamdasani

by C. G. Jung

© 1996 Princeton University Press

© 1996 Routledge

© 2007 Foundation of the Works of C.G. Jung, Zürich

Published by arrangement with The PAUL & PETER FRITZ AG, Literary Agency, Zurich through Bardon-Chinese Media Agency

Simplified Chinese translation copyright © 20XX by Sichuan People's Publishing House Co., Ltd.